JN239718

結局、集中力が9割

脳のプロが教える
誰でも集中力が最大化する方法

脳内科医・医学博士
加藤俊徳

アスコム

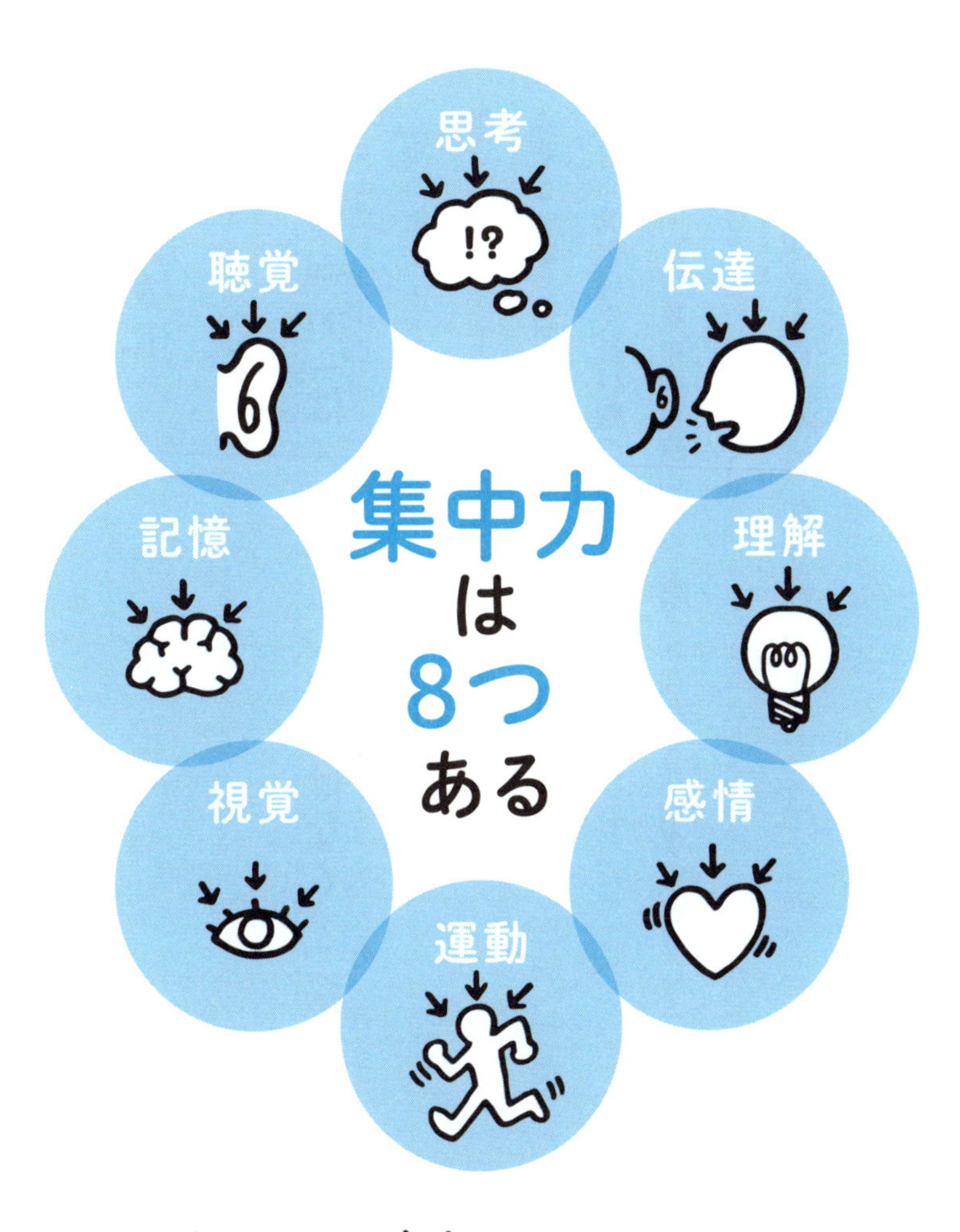

あなたが高めたいのは
どの集中力ですか?

はじめに

「集中力」はメンタルの力ではなく、「脳が生み出す力」

次のようなことに心当たりはありませんか。

「難しい本を読み始めると、すぐに眠くなってしまう」

「2時間勉強を続けるのは、耐えられない」

「休み明けは集中力が途切れがちで、なかなか仕事モードに入れない」

「上司に『これをやってほしい』と振られた仕事ほど、なかなか集中できない」

「自分は夜型人間だから、朝は調子が出ない」

「テレワークだと、誘惑が多くて集中できない」

集中力が続かず、「すぐに飽きる」「違うことをしたくなる」「気が散る」「ついダラダラする」と悩んだことはないでしょうか。

一方で、こんな経験をしたことはありませんか。

「ゲームに熱中していたら、あっという間に2時間過ぎていた」
「夏休みの最終日、手つかずの宿題を1日で片づけることができた」
「大好きなミュージシャンの曲なら、何時間でも聴いていられる」
「静かな場所で仕事や勉強をするより、カフェに行ったほうがはかどった」
「十分な睡眠が取れている日は、頭がすっきりして集中できる」

「自分には集中力がない」と思っている人でも、時間を忘れて没頭（ぼっとう）したり、短い時間で結果を出した瞬間があるはずです。

実は、**集中力のない人はいません**。

誰でも、集中力を持っているのです。自分は集中力がないと思っているかもしれま

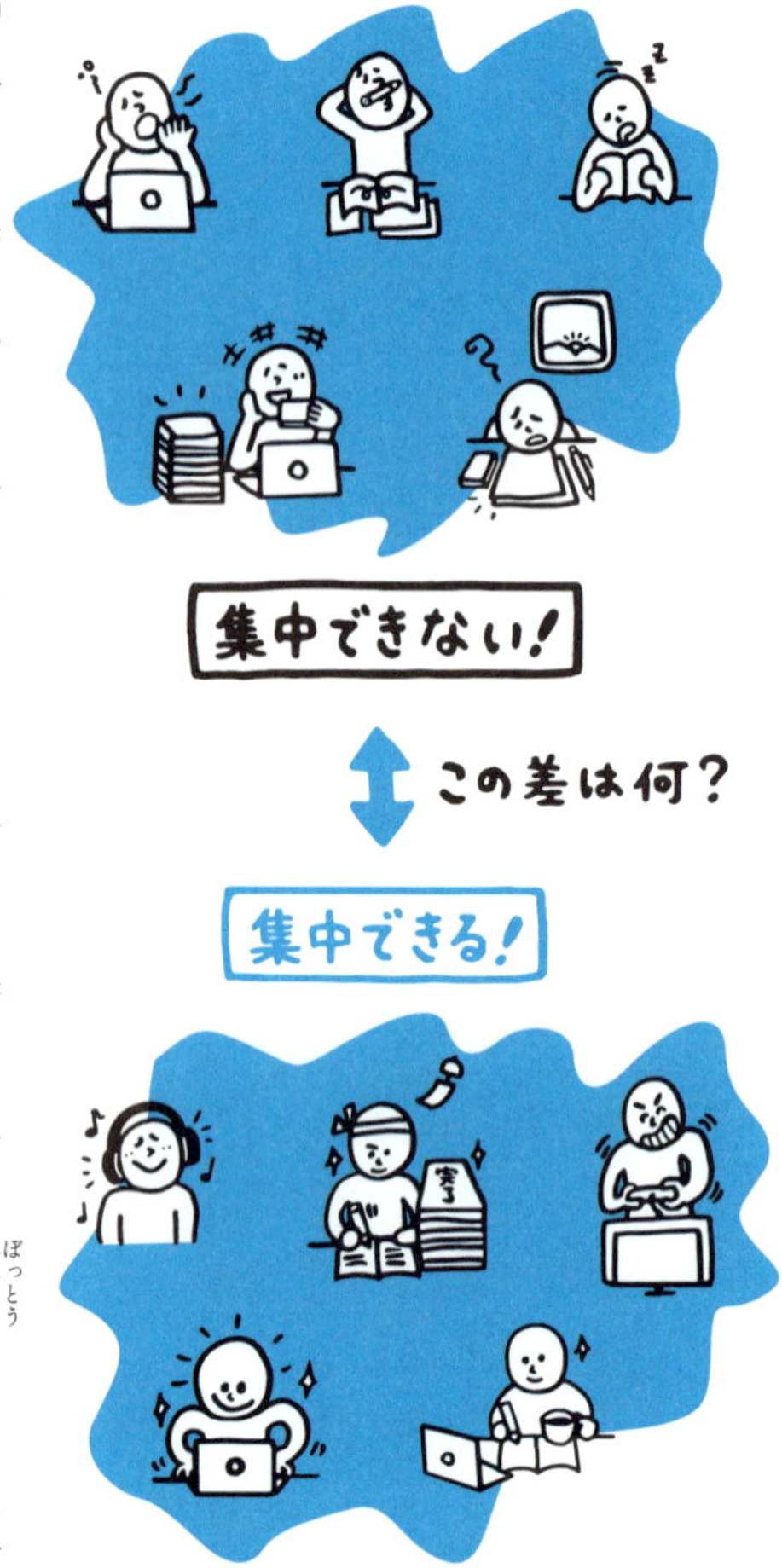

せんが、それは間違いです。先ほど書いたように「好きなゲームには集中していた」ということだったり、誰でも「大好きなドラマは没入して観た」「おいしいものを夢中で食べた」など、何かに集中したことはあるからです。

それなのに**どうして、「集中できるときと、できないとき」があるのでしょうか。**

どうして、「あの人は勉強に集中できるのに、自分はできない」といった個人差が生じるのでしょうか。

その理由は、「脳のしくみ」にあります。

「集中力がない」と悩んでいる人は、「気合さえ入れれば、集中できるはず」「やる気があれば、何時間でも作業できる」と、集中力を気持ちの問題として考えがちです。

ですが、その前提が間違っています。

集中力は、気合いや根性といったメンタル、すなわち、気持ちの持ちよう次第ではありません。

生まれつきの才能でも、私たちの体のどこかに「集中力」という特別な力が備わっているわけでもありません。

では、集中力はどこからやってくると思いますか。

答えは、私たちの「脳」です。

集中力は、脳で生み出されています。

ですから、**集中力を身につけたいなら、「脳のしくみ」を理解し、それを正しく使いこなすことが、最速で確実な方法**なのです。

■集中力を生み出す源

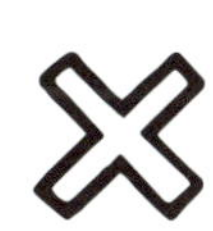

気合い
やる気

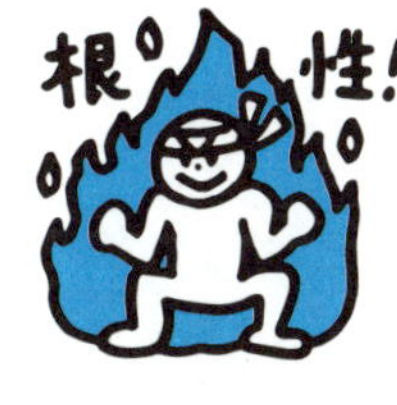

○

脳の
使い方

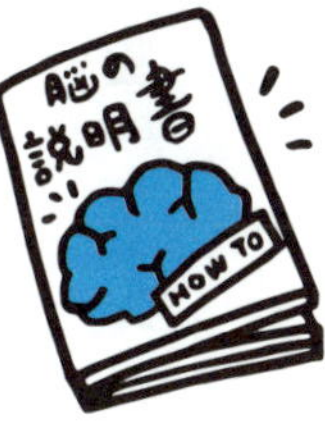

「集中できている」という実感が、正しいとは限らない

なぜ、集中力を身につけるために、脳のしくみを知るのが早いのか、その理由をここで述べておきます。

ちょっと衝撃的な話かもしれませんが、「俺は今、めちゃくちゃ集中しているぞ！」「私、いまぜんぜん集中できてないな」という思いは、本当に集中できている（いない）かどうかとは連動しません。

つまり、**本人の認識と、実際に脳が集中できているかどうかは一致しない**のです。

集中しているかどうかは、「脳細胞が効率よく、うまく働いているかどうか」という観点でしか測れません。そんなこと、頭に機械でも取りつけて見てみないことにはわかりませんよね。

実際、「めちゃくちゃ集中しているぜ！」と思っていても、思わぬところで失敗してしまったり、思ったとおりにことが運べなかったりすることはないでしょうか。これは、あなたの脳力を１００％引き出すための「正しい集中力」を使えていなかった（きちんと集中できていなかった）から起こるのです。

なぜ、こんな話をするのか。

集中するためには、脳細胞をいかに効率よく働かせるか、そのための方法を実践することでしかできない（脳細胞が効率よく働いていれば、集中している）ことを知ってほしいからです。

脳科学的にいうと、**集中力と脳の働きは一体化している**ともいえます。

集中力を高めようというあなたは、これだけを理解すればいい……つまり、**今日からもう、集中できないことで悩むのは不要**ということです。

脳がこうなっていると…

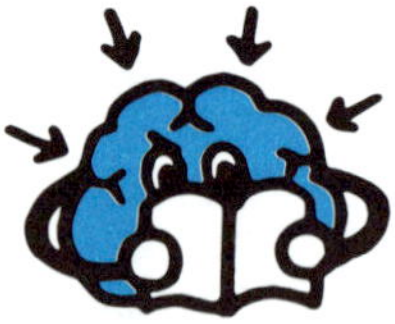

集中している！

集中できる、できないを一生懸命考えるよりも、どうしたら脳の働きがよくなるんだろう。と考えることに知恵と時間を使ったほうが、ずっと幸せになれると思いませんか。それが集中力を生むことに直結します。

集中力を生み出す脳の秘密。集中力は「8つ」あった！

脳には、どのような集中のしくみがあるのでしょうか。

胎児から超高齢者まで、私が1万人以上の脳の診断をした結果、「集中力を生み出す脳の秘密」が明らかになりました。

秘密は、2つあります。

「集中力は8種類ある」「脳にはクセがある」ことです。

大切なところです

脳の研究からわかった、集中力を生み出す2つの秘密

①集中力は8種類ある
②脳にはクセがある

詳しい説明は、この後の章で述べますので、ここでは簡潔に。

なんと、**集中力は8つ**あります。

ふつう、**「集中力」という力は1つしかないと思っている人がほとんど**だと思います。だから、まったく集中できないことがあると、すぐにあきらめてしまう。

しかし、本当は8種類もあるのですから、状況によって、8つの集中力を使い分ければいいのです。

たとえば、**読書を集中して行いたいときと、筋トレを集中して行いたいときの集中力は別物**ということです。

でも、集中力が1つしかないと思っていると、こういうことが起こります。

●読書に集中するためには、Aという集中力が必要なのに、間違ってBという集中力を働かせてしまう

●読書に集中するためには、Aという集中力だけでいいのに、間違ってA、B、Cの集中力を働かせてしまう

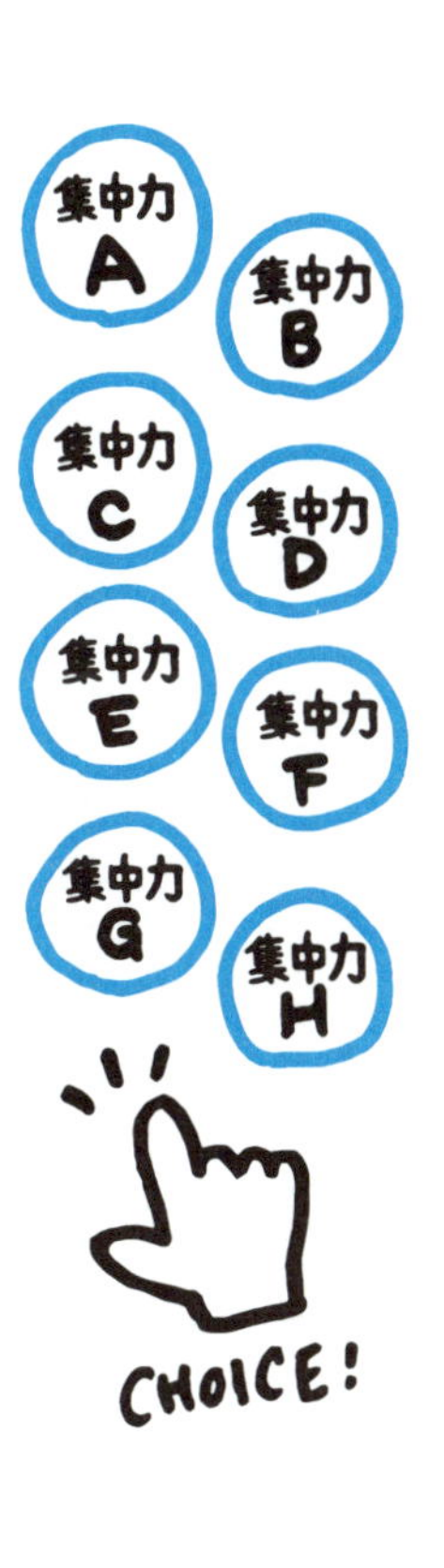

こうなると、自分がやりたいと思っているAに対しての集中力をうまく働かせられないことになります。つまり、**集中することの解像度が下がる**のです。

そして、もうひとつ、集中力を生み出す秘密は、**「脳にはクセ」があること**です。

あなたの意志とは関係なく、人の性分（しょうぶん）として、もっというと、**脳の性質として、そういうふうなしくみになっている**ということです。

この脳のクセは、うまく理解すれば、これまで難しかったこともすんなりとやり遂げることが可能になります。

逆に、クセに逆（さか）らうようなことをすると、何かを成し遂げたくても、なかなか脳が機能せずに、うまくいかないということがあります。

ですから、脳のクセをうまく利用して、上手に集中しましょう！　という話をしていきます。

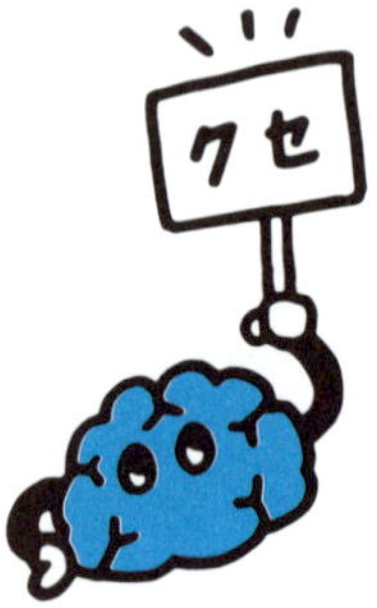

「そうはいっても、あなたはどうせ、もともと集中できる性質なんでしょう？」

そんなふうに思う人もいるかもしれません。でも、安心してください。私こそ、ぜんぜん集中力がない状態で、ずっと生きてきた人間なのです。

私自身、集中力がなかったからこそ、脳を深く研究できた

じつは私も、長い間、どうすれば集中力を持続できるのか、悩み続けてきました。

私は、子どものころから読書が苦手でした。座って、本を手にとり、さて読もうとすると、もうダメでした。文章を読み進めるのが困難で、読書に集中できないのです。

なぜ、本が読めないのか。どうして、文字を見たら集中力が途切れるのか。

その理由に気がついたのは、30歳を過ぎて脳科学研究の道が開けてきたときでした。

私には、「ひらがな音読困難症」という、文字を読むことに人一倍時間がかかってしまう症状がありました。ひらがなが並んでいるとスラスラ音読できないという特別な脳のクセがあったのです。

ひらがな音読困難症の脳には、「ひらがなが並んでいると、その区切りがわからなくなり、声に出して読むために必要な脳の部位や、言葉を理解するための脳部位のつながり（脳のネットワーク）が未熟で、上手く使えない」という特徴があります。

２００６年、45歳のときに、自分自身が開発し、「脳個性診断ＭＲＩ」と呼んでいた国際特許技術を使い、自分の脳は通常とは違うしくみになっていることに気づき、がく然としました。

しかし、そのあと、「これは自分の脳の個性なのだ」と受け入れて、今の私があります。

漢字なら見ただけで意味が理解できて、ひらがなよりも読みやすいことがわかってきたので、15歳のころから、「般若心経（はんにゃしんぎょう）」を暗唱することや、自分で考えだした文中の助詞を強調しておんどくする「脳活性助詞強調おんどく法」を実践するなど、言葉を声に出す練習を続けました。

その結果、**文字を読むために必要な脳が成長し、ひらがな音読困難症を克服できた**のです。

言葉の扱いにとどまらず、集中できない原因は、脳にあります。どういうことか端的にいうと、こういう脳のしくみです。

● **脳が未発達**……集中しにくい
● **脳が発達**……集中しやすい

般若心経を暗唱したように、**新しいことにチャレンジをすると、これまで使っていなかった脳の部位が成長する**ため、集中力を高めることができます。

私が19歳のときです。2度目の医学部受験に失敗した私は、叔母（私の母親の妹）の勧めで、八王子市（東京都）の高尾山中にある蛇瀧（じゃたき）という水行道場（すいぎょうどうじょう）で、滝行（たきぎょう）をすることになりました。

約40日間、毎日滝に打たれ続けたことで、私は「今までと違った場所に身を置き、受験とはまったく関係のない人たちと交流し、今まで体験したことのない変化を知る」ことができました。その後、私が医学部に合格できたのは、滝行を通して、

「それまであまり使っていなかった脳の部位を使った」

「脳が全体的に成長したことで、集中力がアップした」

からです。

私自身、集中力の欠如に悩み、約40年間、脳と向き合い続け、そして、実際に脳を変えてきたからこそ、

「集中力は、脳が生み出す力である」

「脳を鍛えれば、年齢に関係なく、集中力はアップする」

「集中力をアップすれば、人生が変わる」

という確信に至っています。

集中力は誰でも発揮できて、何歳からでも高めることができる能力です。脳のしくみを理解して、集中力アップを目指しましょう。

加藤俊徳

新しい体験が集中力を鍛える！

はじめに

序章

「本当の集中力」を手に入れるために知っておいてほしいこと

……自分の「脳の個性」を理解しよう

第1章

「集中力」は8種類ある
……自分の弱い「脳番地」を伸ばそう

集中力を鍛える第1歩は、集中力の「定義」を変えること

脳は役割ごとに「8つ」に分けられる

第2章

「8つの集中力」のかけあわせが最強の集中力をつくる

……「脳番地」同士の連携を強めよう

第3章 脳が勝手に集中する「しくみ」をつくる

……脳のスイッチをオンにして、「やりたくない」をなくそう！

第4章

努力に頼らない「集中脳」の整え方
……脳の特性を利用して、脳が働きやすい状態にしよう

序章

「本当の集中力」を手に入れるために知っておいてほしいこと

……自分の「脳の個性」を理解しよう

本書の「特長」と読みすすめ方

「本当の集中力（8つの集中力）」を手に入れるために、理解してほしいことをいろいろ述べていきますが、まずはここで、本書で大事なことをまとめてしまいます。

その前に、次のキーワード（太字部分）を3つだけ覚えてください。

大切なところです

- 脳は役割ごとに8つに分かれている……その部位を「**脳番地**（のうばんち）」と呼ぶ
- 脳のクセは2種類……「**脳の個性**」と「**脳の特性**」

「本当の集中力」を手に入れるために……

次の流れで、話を展開していきます。細かい説明は第1章以降に書きますので、まずは「ふーん、そうなんだ」くらいのノリで、ざっくりした情報をつかんでください。

- 「脳番地」ごとに集中力がある！……………………（序章）
- 自分の「脳の個性」を理解しよう…………………（序章）
- 自分の弱い「脳番地」を伸ばそう…………………（第1章）
- 「脳番地」同士の連携を強めよう…………………（第2章）
- 脳が勝手に集中する「しくみ」をつくろう………（第3章）
- 「脳の特性」を利用して、脳が働きやすい状態にしよう……（第4章）

⬅ **最終目標は…**

- **8つの「集中力」をすべて成長させよう**

あなたの武器となる集中力は8つある

「集中力は8種類ある」と聞いて、あなたはピンときたでしょうか。
ほとんどの人は「?」と思ったかもしれません。そうなんです。集中力は世間一般では「ひとつの力」だと思われているのです。

「読書に夢中になって、あっという間に時間が過ぎていた」ときも、
「授業中、一度も気が散ることなく、先生の話を聞くことができた」ときも、
「集中できた」とひと言で説明します。集中力は1種類だと思われているのです。

ですが、脳の働きから集中力をひも解くと、**「集中力は1種類ではない」ことがわかりました**(これが、集中力を生み出す秘密のひとつ)。「読書をしているときの集中力」と、「先生の話を聞いているときの集中力」は違っていたのです。

どんな違いがあったと思いますか。

集中力の違いは、脳の働き方の違いです。

じつは、脳は「8つの部位」に分かれていて、部位ごとに役割（機能）が違います。

そして、

「**物事を考えるとき**は、脳のこの部位が活発に働く」

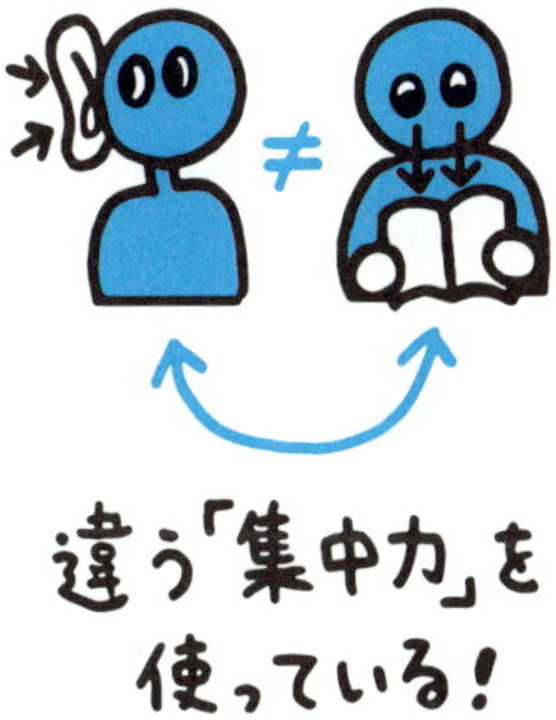

「**何かを見るとき**は、この部位が活発に働く」

「**人に何かを伝えるとき**は、この部位が活発に働く」

「**運動をするとき**は、この部位が活発に働く」

といったように、「何をするのか」によって、脳の活性化する（活動が活発になる）部位が変わります。

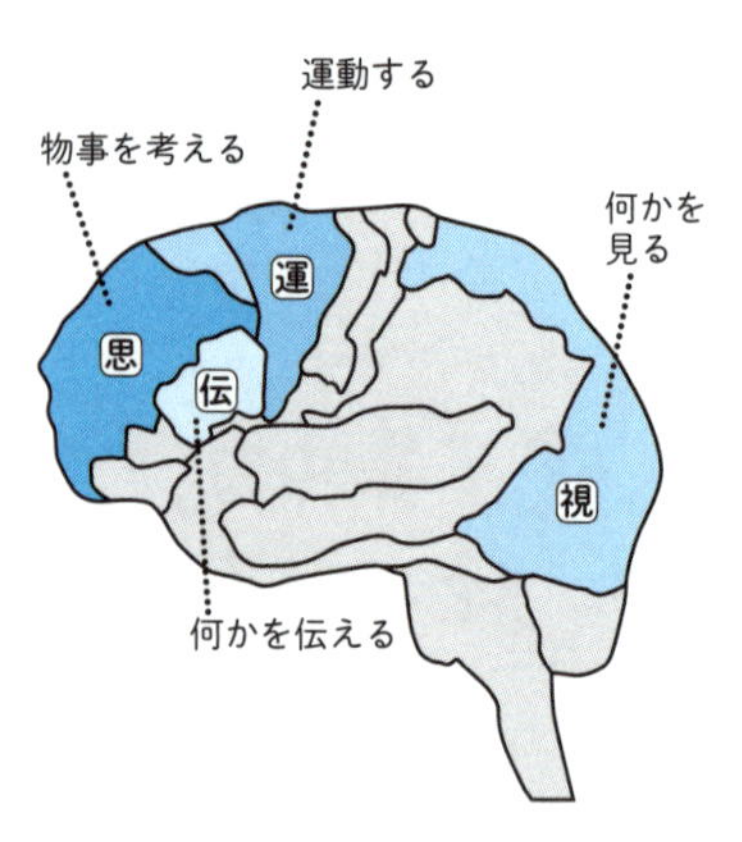

「集中力の種類が違う」とは、いい換えると**「活性化する脳の部位が違う」**ことです。

たとえば、読書に集中しているときは、脳の中にある**視覚に関する部位**が活発に働いていて、先生の話に集中しているときは、**聴覚に関する部位**が働いていています。

視覚に関する部位が働く

違う脳の部位が活性化

聴覚に関する部位が働く

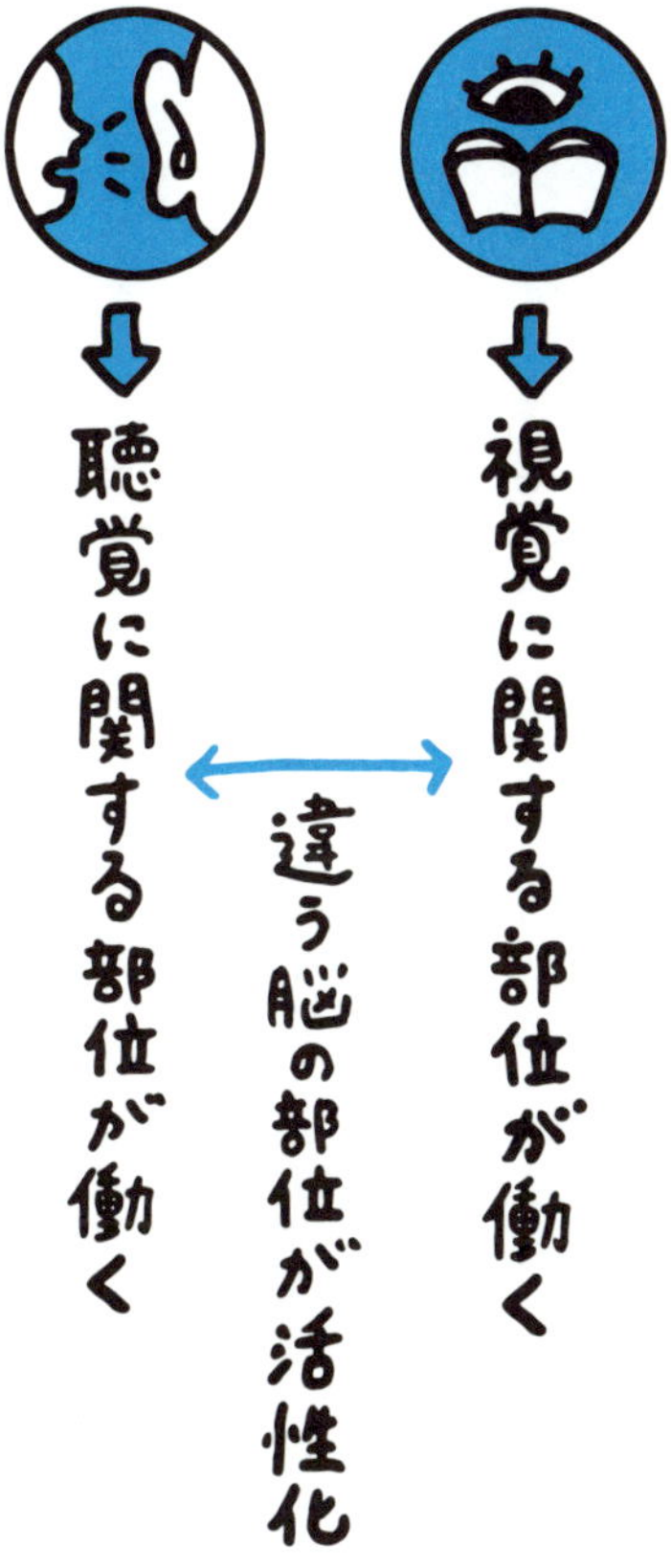

【8つの部位にある集中力とは？】

8つに分かれている脳の部位のことを、私は「脳番地（のうばんち）※」と呼んでいます。

何をするか、その目的に合わせて、活性化する脳番地が変わります。

つまり、**それぞれの脳番地に対応した8つの集中力がある**のです。

※脳番地……同じような働きをする神経細胞の集まり（部位）と、その神経細胞の集まりと関連している機能の総称。人が「集中している」と感じているとき、脳番地は「最高の結果」を出せるように働いている。

大切なところです

脳は8つの脳番地に分かれ、「8つの集中力」を生み出している

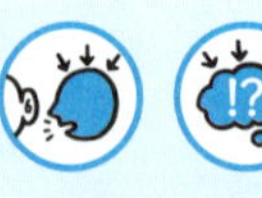

→ **考える集中力**（考えるときに発揮される集中力）
「思考系脳番地」で生まれる

→ **伝える集中力**（情報を伝えるときに発揮される集中力）
「伝達系脳番地」で生まれる

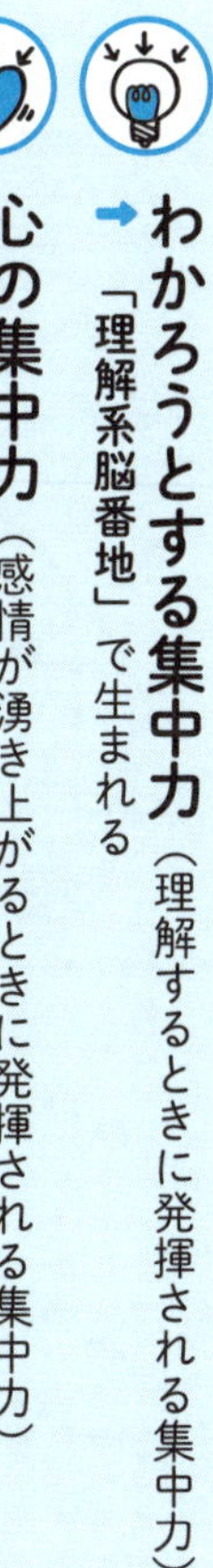

→**わかろうとする集中力**（理解するときに発揮される集中力）
「理解系脳番地」で生まれる

→**心の集中力**（感情が湧き上がるときに発揮される集中力）
「感情系脳番地」で生まれる

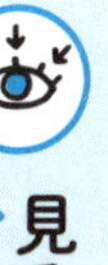

→**体を動かす集中力**（運動をするときに発揮される集中力）
「運動系脳番地」で生まれる

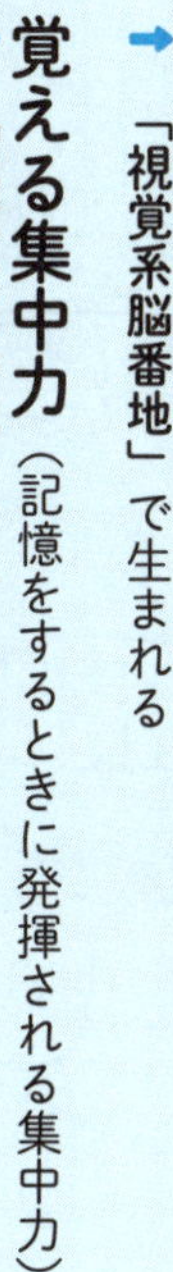

→**見る集中力**（ものを見るときに発揮される集中力）
「視覚系脳番地」で生まれる

→**覚える集中力**（記憶をするときに発揮される集中力）
「記憶系脳番地」で生まれる

→**聞く集中力**（音や声を聞くときに発揮される集中力）
「聴覚系脳番地」で生まれる

図にすると、あなたの脳の中はこんな感じになっています。

伝える集中力（伝達系脳番地で生まれる）

・SNSでバズるようにコメントを打ち込んでいるとき
・面白かった本の内容を友だちに話すとき
・旅先で食べた海鮮丼の美味しさを伝えようとするとき
etc.

体を動かす集中力
（運動系脳番地で生まれる）

・靴ひもをほどけないように結ぶとき
・白線の上に沿って歩くとき
・階段を2段飛ばしで上るとき
etc.

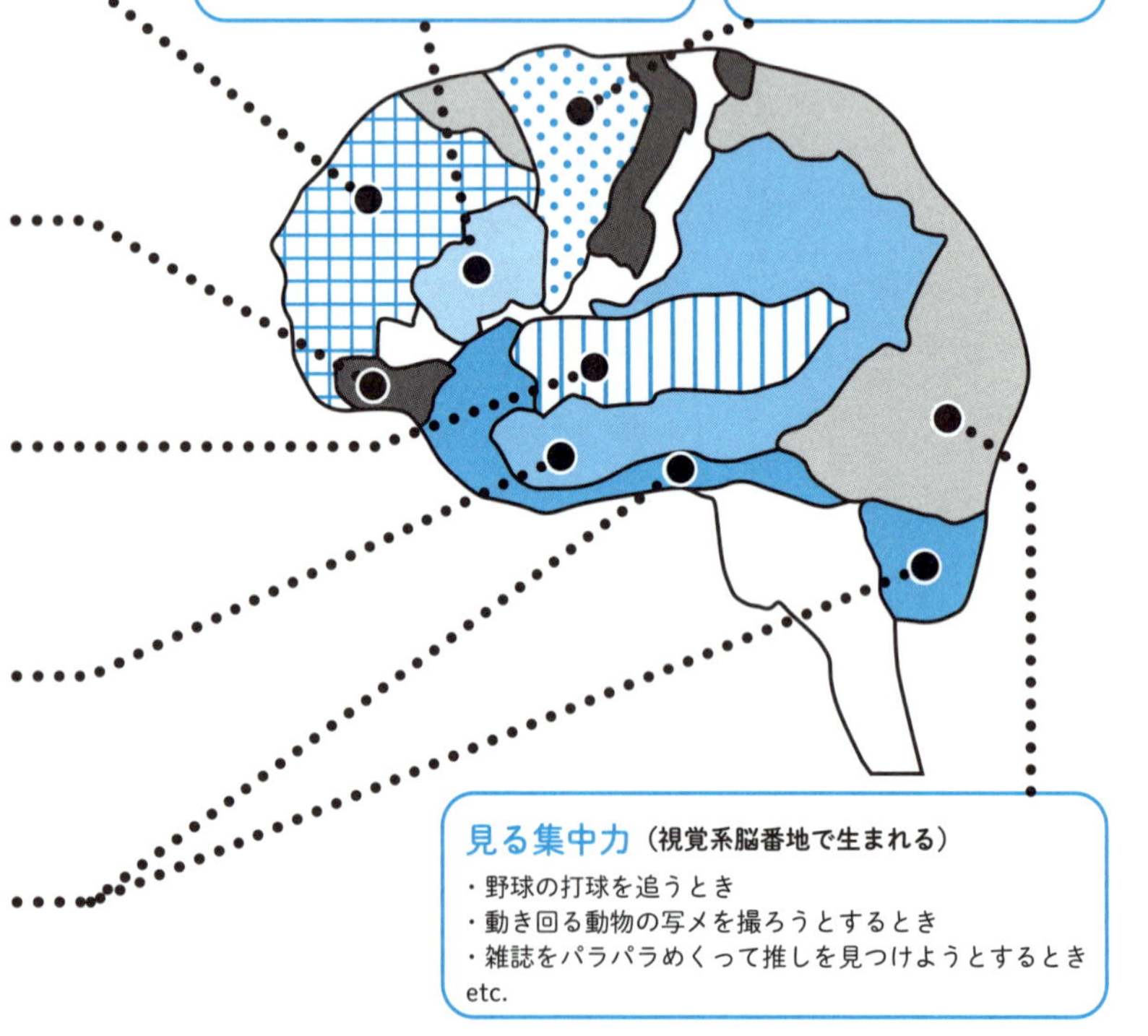

見る集中力（視覚系脳番地で生まれる）

・野球の打球を追うとき
・動き回る動物の写メを撮ろうとするとき
・雑誌をパラパラめくって推しを見つけようとするとき
etc.

8つの集中力は
どんなときに発揮されるか

考える集中力（思考系脳番地で生まれる）
・決めた時間までに勉強を終わらせる方法を考えるとき
・モテる方法を考えるとき
・どうやってゲームに勝つか考えるとき
etc.

心の集中力（感情系脳番地で生まれる）
・映画を観て感動しているとき
・ラーメン店などの行列に並んで待つとき
・試験の合格発表を待っているとき
etc.

聞く集中力（聴覚系脳番地で生まれる）
・うわさ話に聞き耳をたてるとき
・好きなアーティストの歌を聞くとき
・雷の音を聞くとき
etc.

わかろうとする集中力（理解系脳番地で生まれる）
・新しい家具の組立図を読むとき
・クイズに答えようとするとき
・話が長い上司の意図をくみ取ろうとするとき
etc.

覚える集中力（記憶系脳番地で生まれる）
・買い出しリストを覚えるとき
・新しい英単語を覚えるとき
・名刺交換した人の顔と名前を覚えるとき
etc.

どの集中力が、どこの脳番地で生まれるか、見ていただきました。ここでひとつ補足です。

冒頭では、（話をわかりやすくするために）ある特定の行為を集中して行うためには、それに合致する集中力を働かせる必要があると述べました。

しかし実際に、私たちが**何かをするときは、8つの脳番地が組み合わさって、集中力を生み出しています。**

たとえば、読書に集中しているとき、私たちの脳は、

- 目で見た情報を脳内に集めておく「視覚系脳番地」で生み出される**「見る集中力」**
- 本の内容を理解する「理解系脳番地」で生み出される**「わかろうとする集中力」**

の2つが組み合わさり、互いに協力し合って読書に集中する力を高めています。

私たちの脳には「クセ」がある

集中力を生み出すもうひとつの秘密、それは脳のクセを知ることです。

私たちの脳は、「どんなときでも集中力を引き出せる」「誰でも、同じように集中できる」わけではありません。

脳には、「こういうときは集中力を発揮できるけれど、こういうときは発揮できない」というクセがあります。この脳のクセが集中力に大きく影響しています。

脳のクセには、2種類あります。

●どの人も共通に持っている人間の脳のクセ……「**脳の特性**※」

※特性：特有の性質

●習慣、体験など成長過程（幼少期を含む）で身についた、その人固有のクセ……「**脳の個性**」

の2つです。集中力を高めたいなら、「脳の特性」と自分の「脳の個性」を知ることです。

（脳の特性）「脳はどういうときに集中力を発揮するのか」

（脳の個性）「自分にはどういう得意、不得意があり、
何をしているときに集中できて、
何をしているときに集中できないか」

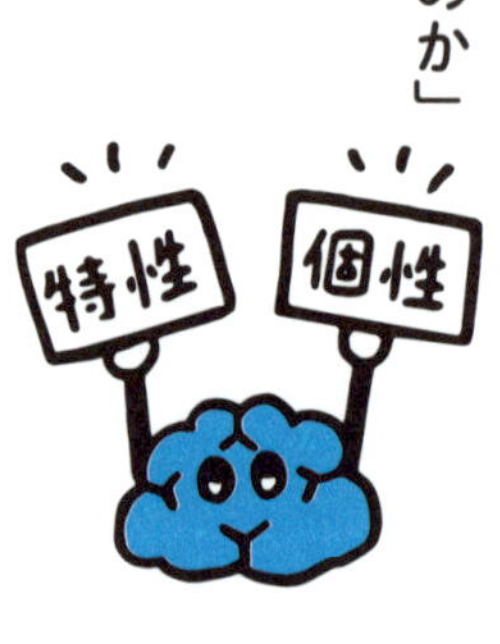

この2点をよく知ることが大切です。

脳の特性

まず、脳の特性について。

たとえば、左にある例はすべて脳の特性になります。

平均8時間寝たほうが集中できる

（視覚系・聴覚系脳番地が活性化）

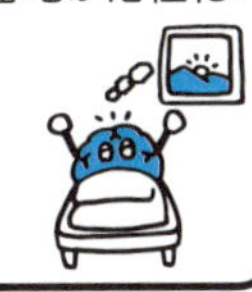

目的がはっきりするほど、集中できる

（思考系脳番地が活性化）

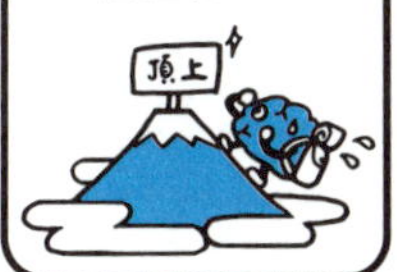

「締め切り」を決めたほうが集中できる

（記憶系脳番地が活性化）

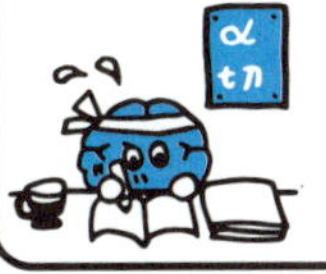

ほめられると喜ぶ

（感情系脳番地、思考系脳番地が活性化）

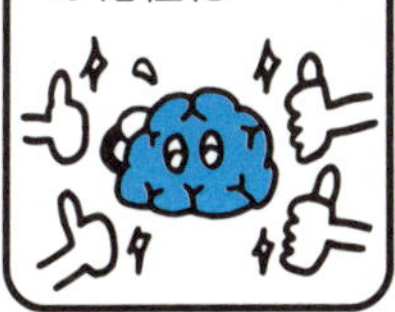

運動習慣のある人は、ない人より集中できる

（運動系脳地が活性化）

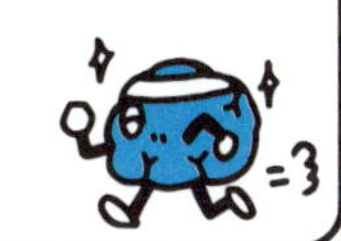

数字でくくると認識しやすい

（理解系脳番地が活性化）

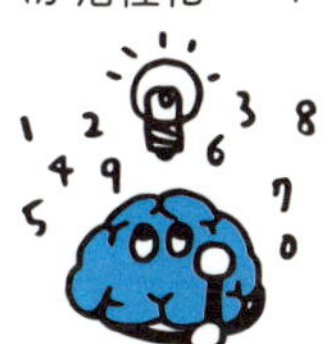

脳の個性

「脳の個性（脳個性）」とは簡単にいうと、その人自身の

- **得意、不得意**
- **好き、嫌い**

のことです。「得意、不得意」「好き、嫌い」は人それぞれで、それを決めているのは脳です。

私は、20年来、MRI脳画像を用いて脳個性診断をしてきました。その結果から、**その人が「今までにどんなことを、どれだけしてきたか」**によって、脳の成長のしかた、成長の度合いが変わることがわかりました。脳の働きには、その人の人生体験があらわれているのです。

「スポーツをしているときは集中できるけれど、椅子に座って本を読むのは苦手」

「ゲームだったら何時間でも集中できるけれど、仕事だとすぐに気が散る」
「先生の話を聞くより、教科書をひとりで読んだほうが勉強に集中できる」
など、人によって「このときは集中できるけれど、このときはできない」といった得意、不得意があります。

この**得意、不得意をつくっているのは、その人の人生体験**です。

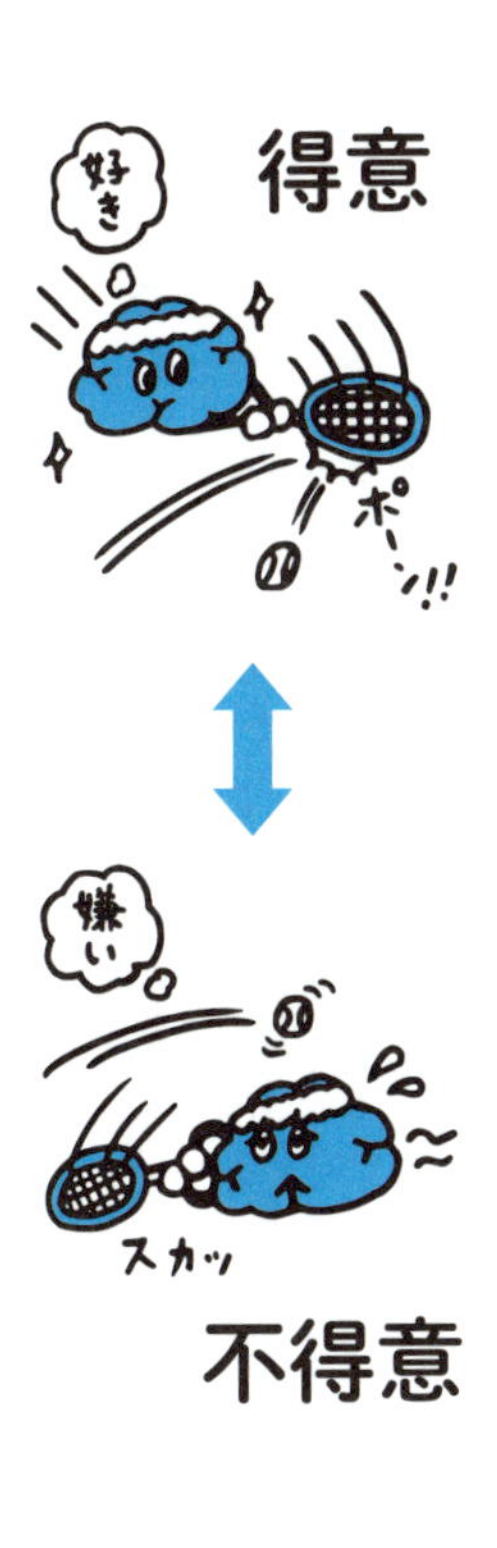

前述したように、脳は役割ごとに8つに分かれていて、その8つの部位（脳番地）から生まれる集中力は、それぞれが同じスピードで成長しているわけではありません。

脳には、**繰り返し何度も使う脳番地は鍛えられ、使われない脳番地は働**

きが悪くなるという性質があります。

つまり、**繰り返し何度も使う集中力は鍛えられ、使われない集中力は鈍くなる**のです。

子どものころから本をたくさん読んできた人は、視覚に関する「見る集中力」（視覚系脳番）が成長しますし、運動習慣のある人なら、運動に関係する「体を動かす集中力」（運動系脳番地）が成長します。

脳の成長のしかたは人によって異なるため、**得意・不得意、好き・嫌いも、人によって異なります**。どの脳番地が、どのくらい育っているのかによって、**何をしているときに集中できて、何をしているときに集中力が落ちるか**が決まります。

「先生の話を聞いているときは集中できるけれど、本を読もうとすると気が散ってしまう」としたら、その人には、

「人の話を聞くときに必要な『聞く集中力』（聴覚系脳番地）は成長しているけれど、読書をするために必要な『見る集中力』（視覚脳番地）は成長していない」という個性と、それをつくった「『聞く集中力』（聴覚系脳番地）を使う機会はたくさんあったけれど、それに比べて、『見る集中力』（視覚脳番地）を使う機会は少なかった」という人生体験があります。わかりやすく書くと次のようになります。

読書が苦手な人の例

- **今まで、ほとんど本を読んでこなかった**

↓

- **視覚系脳番地（ものを見るときに集中力を発揮する脳の部位）が他の脳番地に比べて成長していない**

● 視覚系脳番地が成長していないため、本を読むときに、脳が働かない

● 本を読もうとすると、集中できない（視覚系脳番地が活性化されない）

● 読書が苦手になる

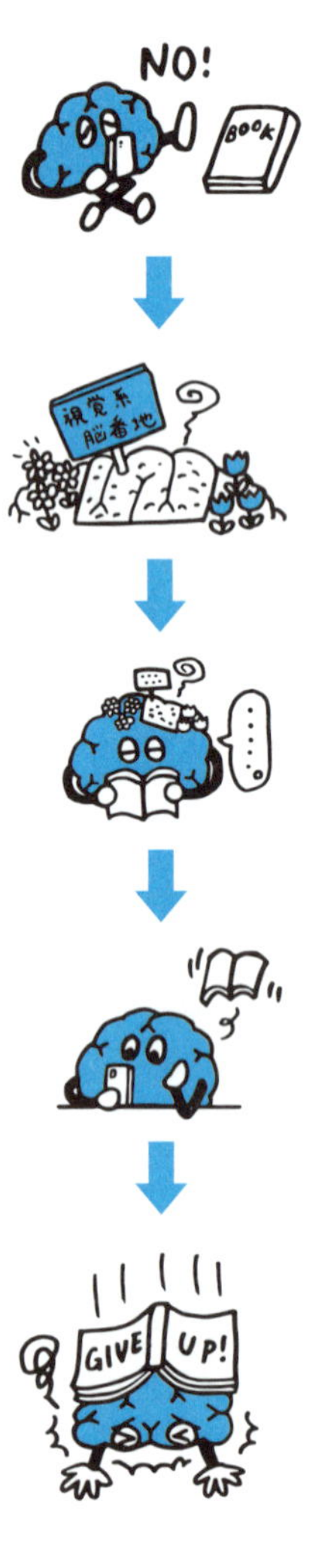

集中力を効果的に伸ばすためには、この**成長していない脳番地がどこなのかを把握**して、**それを伸ばす**ことをおすすめします。なぜその必要があるかは、

次で説明します。

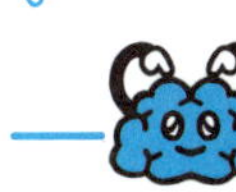

「聞く力」が弱いと、なぜ、会議に集中できないの？

よく使う脳番地と、あまり使わない脳番地の差をなくそう

たとえば、聴覚系脳番地が発達していない人が会議に参加した場合、聞く力が弱いため、集中しにくくなります。

聴覚系脳番地の働きが弱い人が会議に参加すると……

- 音や言葉が情報としてインプットされにくい

↓

- 何をいっているのか聞き取れない
- 聞き間違いが多くなる

↓

- 話の内容が頭に残りにくい
- 話の内容が理解できない

↓

- 情報が理解できないため、会議に集中できなくなる

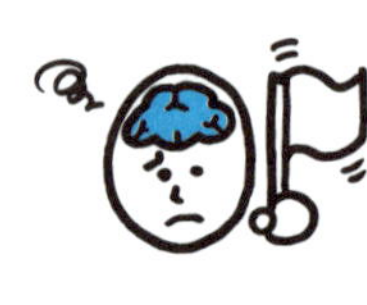

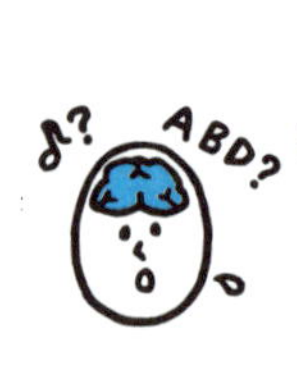

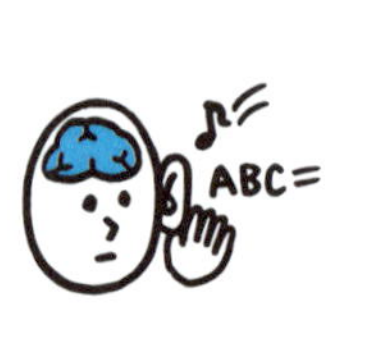

これまでの生活習慣や経験によって、一人ひとり脳番地の発達具合は変わります。この発達具合の差が、その人の「得意、不得意」を生み出しています。

スポーツ選手なら運動系脳番地（体を動かす集中力）が伸びていますし、研究者なら新しい知見に関する理解系脳番地（わかろうとする集中力）が伸びています。

スポーツ選手が引退後に解説者になれば、運動をする機会が減って人前で話をする機会が増えるので、伝達系脳番地が伸びていきます。何度も繰り返し経験すると、特定の脳番地（とそれに伴う集中力）が成長していくのです。

一方、**苦手なことがあるとしたら、それは、脳番地（に付随する集中力）が発達していないから**です。

スポーツが苦手な人は、「スポーツをする能力がない」のではありません。運動系脳番地を使う機会が少ないため、脳番地（体を動かす集中力）が未熟なのです。

つまり、「脳番地が未熟である」とは、**「まだ成長の余地がある」といい換えることができます。**

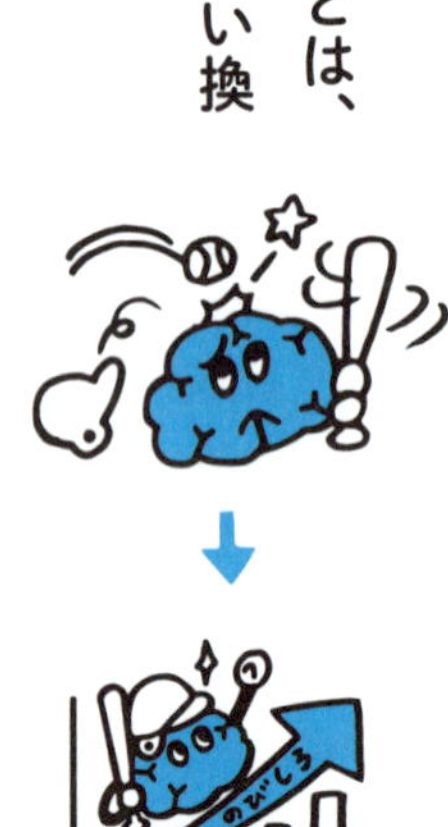

運動系脳番地を鍛えて正しく動かせることができれば、スポーツへの苦手意識をなくし、体を動かす集中力を伸ばすことが可能です。

私の高校時代の友人Tクンは、**授業中、先生のほうをほとんど向かず、さほどノートもとらず、**それでいて、**前方をガン見している私よりも、ずっと成績がよかった**のです。

いま思うと、彼には、「聴覚系脳番地と理解系脳番地が成長している」という、脳の個性があったのでしょう。黒板を見ていなくても先生の話をもれなく聞き、聞いた内容を深く理解していたのです。

同じ授業を受けているのに、Tクンのほうが私より優秀だったのは、「自分の得意な脳番地（＝集中力）を効率的に働かせていた」からだと思います。

ここまで読んでいただいて、おわかりかと思いますが、

- **（ある特定の）脳番地が成長する＝（脳番地に対応する）集中力が伸びる**
- **（ある特定の）脳番地の成長が遅い＝（脳番地に対応する）集中力がない**

という関係性があります。

説明するうえで、わかりやすいほうの用語を使いますが、基本的に、

脳番地＝集中力

ととらえていただいて問題ありません。

「不得意」をそのままにしておくと、さらに悪いことが……

その人の得意、不得意は、脳の働きの強い部分と弱い部分で決まります。

たとえば、「資格試験の勉強を始めよう」と思い、参考書を開いたとします。このとき、発達の遅い脳番地があると、勉強に集中できないことがあります。

●視覚系脳番地の発達が遅いと……

「参考書に書かれた情報を脳に集める」「長時間の読書をする」のが不得意なので、勉強がはかどりません。

●思考系脳番地の発達が遅いと……

「難しい本」を読む目的や意欲が湧きにくいので、難易度の高い

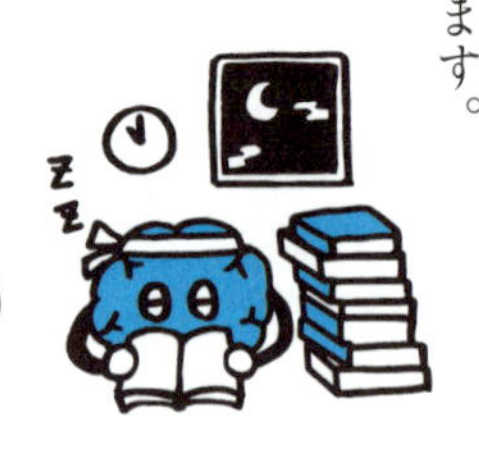

参考書を読もうとすると集中できません。

● **理解系脳番地の発達が遅いと……**

参考書の内容がなかなか理解できません。また、この脳番地の働きが悪い人は「もっと勉強したい」「もっと知りたい」という知的好奇心が生まれにくいので、勉強に飽きてしまいます。

● **記憶系脳番地の発達が遅いと……**

情報を覚えたり、思い出したりするのが不得意なので、「いくら勉強をしても覚えられない」と、勉強に嫌気がさしてしまいます。

脳番地の発達が遅い部分＝不得意なことです。不得意だから、つい避けてし

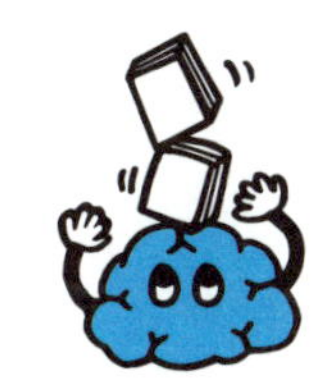

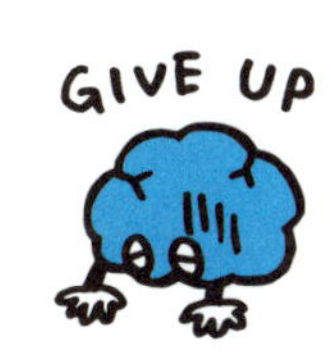

まいます。

すると、得意な脳番地はどんどん育ちますが、使わない脳番地はあまり発達しません。

普段は使っていない脳番地をそのままにしておくと、どうなると思いますか。

加齢とともに少しずつ衰えていきます。そして、脳番地の衰えは、集中力の衰えにつながります。

脳の衰えをなくし、集中力を高めるには、目的に応じて脳番地を使いこなすことが不可欠です。

あなたの脳は集中しやすい脳？　集中しにくい脳？

今のあなたの脳は、

「どの脳番地が働きやすくて、どの脳番地が働きにくいか」

を知るための「自己分析用 脳番地成長チェック」を用意しました(65～72ページ)。

それぞれの脳番地の8つの項目で該当する項目にチェックしてください。

「これをしているときは、集中できた」
「これをしているときは、集中できなかった」
「これをしているときは、1時間続けてもまったく気が散らなかった」
「これをしているときはすぐにやる気を失って、20分以上続けられなかった」

など、**「集中できること」と「できないとき」を自己分析してみると、自分の脳の傾向がつかみやすくなります**(本書は、どのような傾向を持つ人でも集中力を高めることができるように構成しています)。

あなたは、何をしているときに集中できますか。
あなたが集中できないときは、どんなときですか。

チェックを入れた数が多い脳番地は、成長が遅れている可能性がある、あるいは、脳が疲労していて、集中力を発揮できない状態にあります（8個中、5個以上は注意！）。

チェックの数が少ないほど「何をしているときでも、その脳番地では集中しやすい状態にある」といえます（2個以下なら優秀です）。

本書の目的は、チェック数を減らすこと。

つまり、脳を集中できる状態に整え、8つの脳番地を最大限に発揮できるように脳を鍛えることです。

【自己分析用　脳番地成長チェック】

思考系脳番地（考える集中力）・成長チェック

□マルチタスクが苦手（1つずつ処理したい）
□人に意見を説明するのが苦手
□自制心がなく、すぐに冷静でいられなくなる
□フットワークが悪く、なかなか始められない
□新しいことに挑戦するのが嫌い
□頼まれごとが断れない
□リーダーの経験が少ない
□物事を決めるのに時間がかかる

伝達系脳番地（伝える集中力）・成長チェック

□人と会話するのが苦手

□大勢の人といるより、ひとりでいたい

□人前で話すとき、つい大声になってしまう

□「あんなこといわなければよかった」と後悔することがある

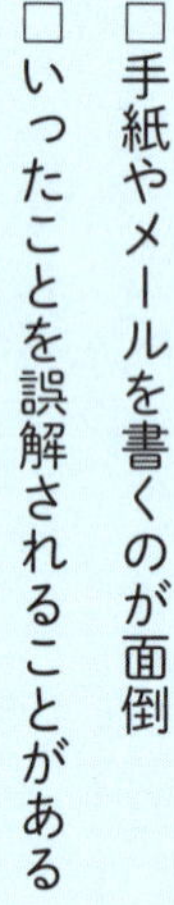

□手紙やメールを書くのが面倒

□いったことを誤解されることがある

□自分の考え、思いを伝えられない

□「何がいいたいのかよくわからない」と指摘されたことがある

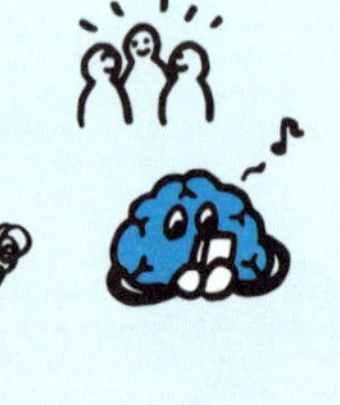

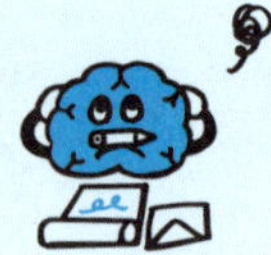

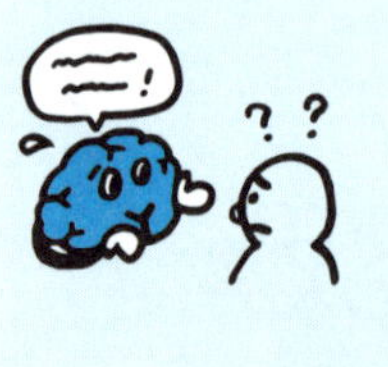

理解系脳番地(わかろうとする集中力)・成長チェック

□わからないことを、そのままにしてしまう
□地図を読むのが苦手
□相手の立場や気持ちを察しながら発言するのが苦手
□相手の話を聞かず、自分の話ばかりしてしまう
□違う世代の人と接するのが苦手
□整理整頓が苦手
□言葉の裏を読み取るのが苦手
□アート作品の意図をくみ取れない

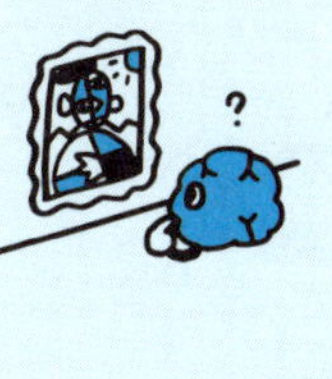

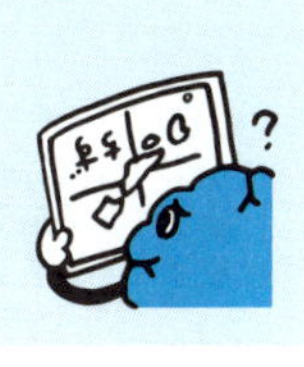

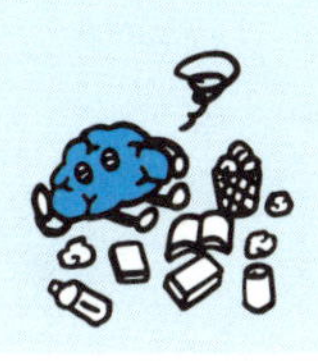

感情系脳番地（心の集中力）・成長チェック

□「表情がとぼしい」と指摘されたことがある
□人の話に共感できないことが多い
□イライラすると顔に出てしまう
□自分の感情表現が苦手である
□この先の人生を悲観している
□ドラマや映画を見て、泣いたことはほとんどない
□食事、タバコ、お酒でストレスを発散することがある
□人の意見に流されやすい

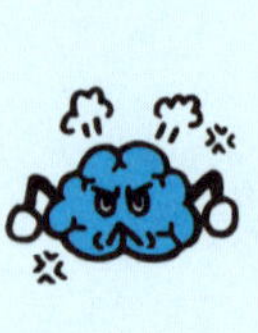
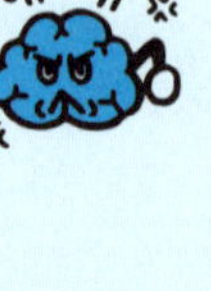
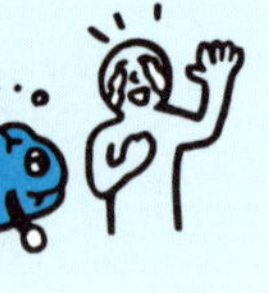
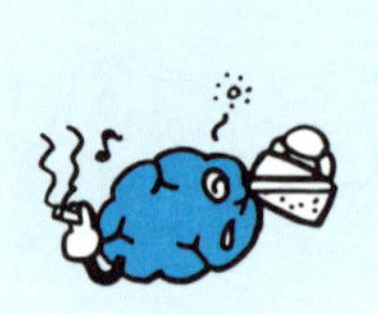

運動系脳番地（体を動かす集中力）・成長チェック

□あまり歩かない
（1日平均6000歩以下である）
□外出することが少ない
□座り仕事が多い
□服をたたむのが嫌い
□非利き手（利き手の逆の手）は上手に動かせない
□行動に移すのが苦手
□体を動かすのが苦手
□テキパキ動くことができない

視覚系脳番地（見る集中力）・成長チェック

□探し物がなかなか見つけられない
□人混みを歩くと、すぐぶつかりそうになる（ぶつかってしまう）
□映画館や美術館にはめったに行かない
□空を見上げることはほとんどない
□本や新聞をあまり読まない
□片づけが苦手
□道に迷いやすい
□美的センス（美しさを感じとる感覚）にとぼしい

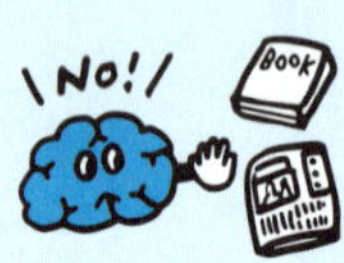

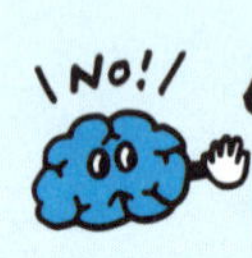

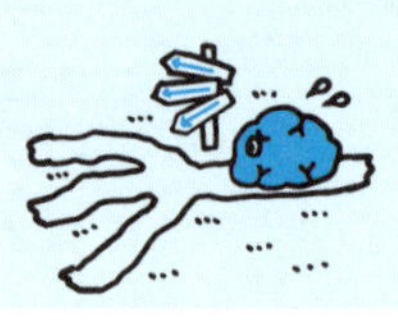
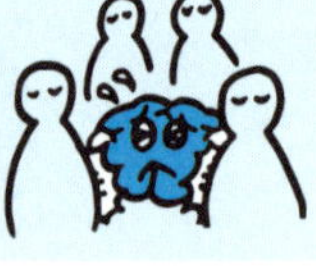

記憶系脳番地（覚える集中力）・成長チェック

□自慢話をしてしまう
□忘れ物が多い
□日記を書いたことがない
□人の名前をなかなか思い出せない
□「その話はもう聞いたよ」といわれることが多い
□締め切りを守れない
□よく電車を乗り過ごす
□人前で話すとき、「あの〜」「え〜と」を頻繁に口にしてしまう

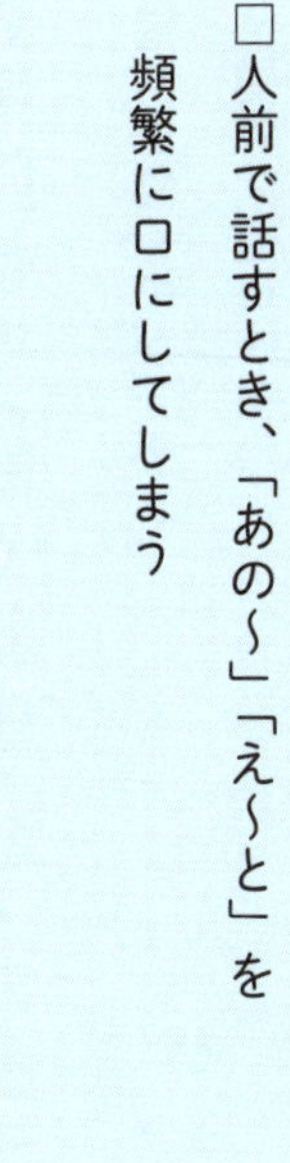

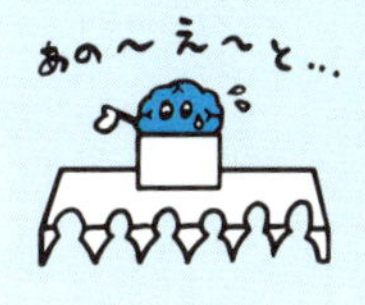

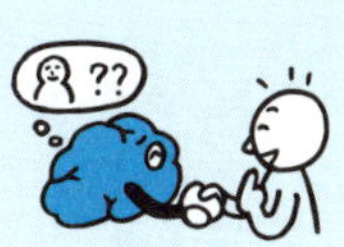

聴覚系脳番地（聞く集中力）・成長チェック

□話を聞くのが苦手
□聞き間違いが多い
□聞き漏らしが多い
□聞いたことをすぐに忘れる
□にぎやかな場所が嫌い
□騒がしい場所だと会話ができない
□音読が苦手
□リズム感が悪い

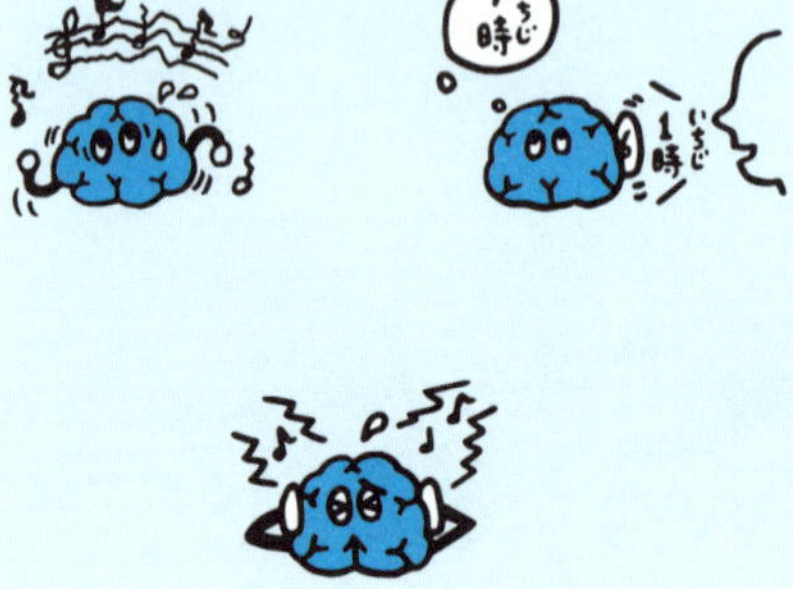

結果はどうでしたか。具体的な脳番地の伸ばし方については、次の第1章で紹介します。お楽しみに！

結局、集中力をアップさせるにはどうしたらいいの？

序章からいろいろお伝えしましたが、結局のところ、集中力をアップするには、

- **脳の「個性」を理解した上で「8つの脳番地をすべて成長させる」**こと
- **脳の「特性」を理解した上で「脳が働きやすい状態にする」**こと

がポイントです。

そこで本書では、

「脳の特性を生かした集中力の高め方」と、

「脳の個性に目を向けた脳の鍛え方」

について、わかりやすく紹介します。

そうはいっても、いきなり「8つの脳番地を全部成長させてね」というのはハードルが高いと感じるかもしれません。

でも、安心してください。**まずは、あなたの弱い集中力から鍛えればよい**のです。そのためには、弱い「脳の個性」の原因となっている、弱い脳番地を知ることです。

人によって既に成熟している脳番地、まだまだ弱い脳番地がありますので、自分の脳の傾向を理解したうえで、弱点を強化すればOKです。できることからやってみましょう!

第1章

「集中力」は8種類ある

自分の弱い「脳番地」を伸ばそう

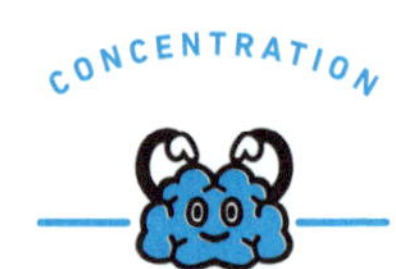

集中力を鍛える第1歩は、集中力の「定義」を変えること

「集中力」の意味を国語辞典で引いてみたら……

国語辞典で「集中力」の意味を調べてみると、次のように書かれています。

「ある物事に気持ちや注意を集中させる能力」（デジタル大辞泉）

ですが私は、**「集中力は脳が生み出す力」**という前提に立ち、脳科学や脳内科（脳の機能や病態を扱う臨床及び研究分野）の観点から、集中力を次のように定義しています。

集中力とは、

「自分自身で、脳の働きを最高の状態にする能力」

のこと。


「ひとつの目的に向かって脳細胞がスムーズに連携し、その結果、高いパフォーマンスが得られたとき」

が「集中力の高い状態」です。


「脳の働きを最高の状態にする」

「脳細胞をスムーズに連携させる」

と書くと、「どういうこと？　なんだか難しそう」と思われるかもしれませんね。

集中力を高めるには、「脳の働きを知る」ことがとても大切なので、次の項目からできるだけわかりやすく、脳のしくみについて説明します。

CONCENTRATION

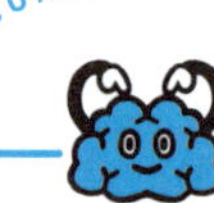

脳は役割ごとに「8つ」に分けられる

脳を地図に見立てて、番地を振ってみてわかったこと

まずは、復習から。「脳番地」、もうどんなものかご理解いただけているでしょうか。

脳には、1000億個以上の神経細胞があります。

神経細胞とは、情報を伝えたり処理したりする細胞のことです。

神経細胞には、運動に関する細胞、聴覚に関する細胞、記憶に関する細胞など、それぞれ得意分野があって、同じ得意分野を持つ（同じような働きをする）細胞が集団をつくっています。

たとえば、会社の中に、「営業部」「開発部」「企画部」「広報部」など、役割ごとに部署が分かれているのと同じです。脳の中にも「運動のことならここ」「記憶のことならここ」「物事を考えるときはここ」と、部位ごとに役割が決まっています。

「同じ役割を持つ神経細胞の集まり」のことを、私は「脳番地」と名づけました。

部位によって働きが異なる脳を1枚の「地図」に見立てて、その働きごとに「番地(住所)」を割り振ったのです。

脳番地は1万枚以上の、脳のMRI画像分析の経験から、私自身が確立した概念です。

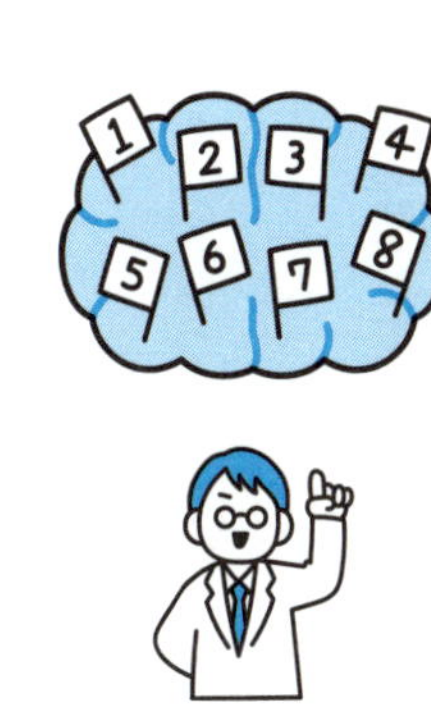

「8つの脳番地」で生まれる集中力の特長を理解する

脳番地は、右脳と左脳にそれぞれ60個ずつ、合計120あり、似たような働きを持つ脳番地をまとめていくと、「8つ」の系統に大別できます。

この**8つの脳番地のしくみを理解して、脳番地同士の連携をよくすることで、集中力はアップします。**

では、それぞれの脳番地で生まれる集中力の特長とトレーニング法をセットにして見ていきましょう。

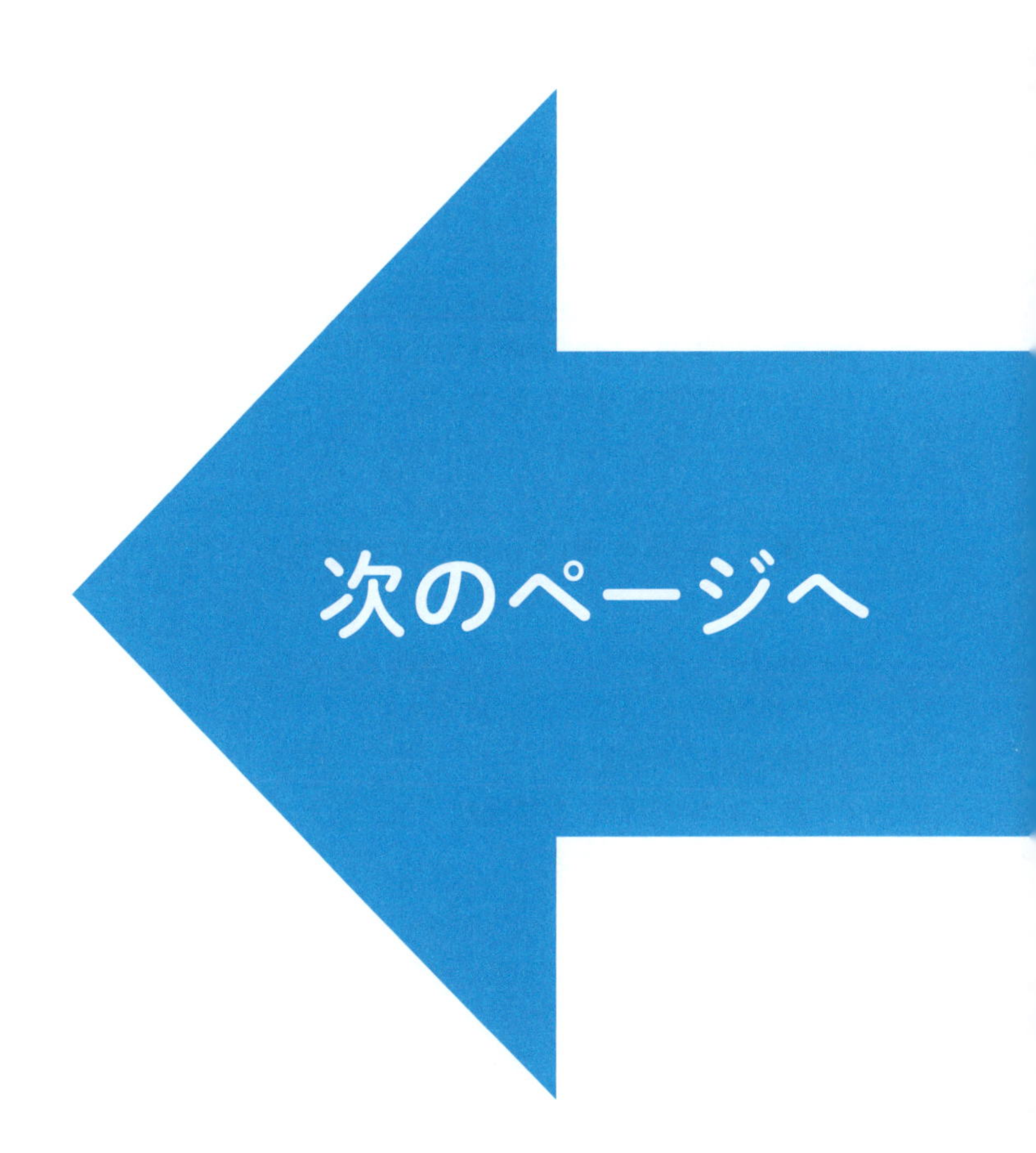
次のページへ

❶考える集中力（思考系脳番地）

……自分の頭で考えて、迅速な行動ができる

思考、判断、意欲、創造、計算に関係する集中力です。思考系脳番地を活発に働くようにすると、物事を考えるときの集中力がアップします。

思考系脳番地は大脳の前方にあり、目標実現のために**他の脳番地に指示を出す司令塔**です。思考系脳番地が発達していると、挑戦意欲や判断力が高くなり、脳全体が活発化します。

◉「考える集中力」が高い人の特長

- 面倒がらずに新しいことに挑戦できる
- 「すぐ動く」という判断ができる
- 同時進行が得意
- 難しい本や話題にも積極的
- テキパキと判断できる

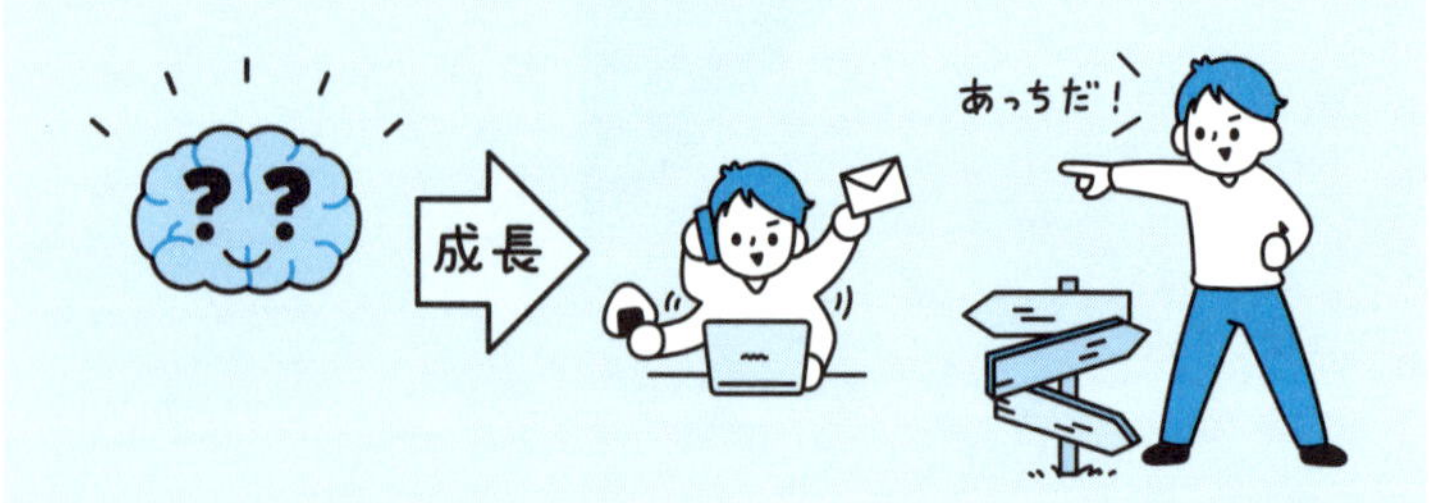

◉「考える集中力」を鍛えるトレーニング

●「20文字程度」でその日の目標を考える

「帰宅したら1時間のウォーキングをする」

「残業をしないですべての予定を終わらせる」

など、「1日1個」でいいので、その日の目標を20文字程度で考えてみましょう。文字数の制約があると、思考系脳番地が働きやすくなります。

●就寝前に「その日集中できたこと、できなかったこと」を振り返る

たとえば、「いつもは30分で終わるはずの仕事が1時間かかってしまった。その原因はなんだろう?」

「いつもならすぐに休憩したくなるのに、今日は集中力が続いた。いつもと何が違ったのだろう?」

「今日の仕事のやり残しはいつ手をつけたらいいのだろう?」

など、就寝前にその日の振り返りをすると、思考系脳番地が活性化されます。

●本を開いて、10秒以内に「どこを読むか」を決める

ビジネス書、実用書、マニュアル本など、「項目ごとに完結していて、どこから読んでもかまわない本」を手に取ります。そして、

「目次を開く→10秒以内に、どの項目を読むかを決める→実際に数ページ読む」

ようにします。10秒という短い時間のなかで物事を決断するため、思考系の集中力を高めることができます。

❷伝える集中力（伝達系脳番地）

……話したり、書いたりするときによく働く

コミュニケーションに関係する集中力は、伝達系脳番地で生まれます。言葉だけでなく、身振りや表情、写真、映像、絵など、「誰かに何かを伝える」ときは、この脳番地が働きます。

伝達系脳番地は、**「何を、どの順番で伝えるか」を選択**し、わかりやすい形で伝える役割を担っています。

◎「心の集中力」が高い人の特長

- 初対面の人とも会話を続けられる
- 人脈が広い
- 適切な言葉をすぐに見つけることができる
- 自分の話が伝わっているかどうか、相手の表情から読み取ることができる

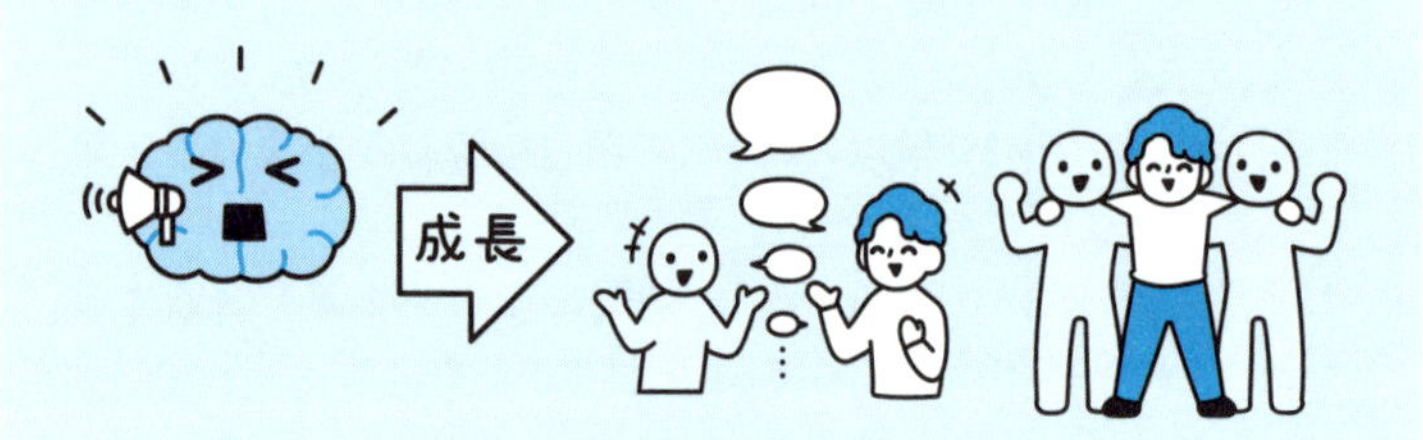

◉「伝える集中力」を鍛えるトレーニング

● 相手の「ログセ」を探しながら話を聞く

「ログセ（キーワード）を探す」ためには、集中して相手の話に耳を傾ける必要があります。

伝達系脳番地は、「相手に伝える」ときだけでなく「人の話から情報を得る」ときにも刺激されます。

「ログセを探す」という目的を決めておくと、脳は集中してキーワードを探すようになります。

●「1週間分のやりたいことリスト」をつくる

毎週日曜日に「今週1週間のやりたいこと」をリスト化します。カレンダーに、

「仕事や勉強など、やらなければいけないこと」

「自分のやりたいこと」

「チャレンジしたいこと」

を書き込んでおくと、行動予定が明確になります。

このリストは、自分で自分に対して、「いつ、何をするか」の指示を与えるツールとして、先延ばしグセを防ぐことができます。

● お店の人（見知らぬ人）に話しかけてみる

たとえばカフェで、スタッフに「このコーヒー豆の産地はどこですか?」「一番人気のコーヒーは何ですか?」と話しかけてみましょう。見知らぬ人に話しかける場合、相手についての予備知識がなく、リアクションも読めません。

瞬発力が求められる「ぶっつけ本番」のコミュニケーションを取ることで、伝達系の集中力が発揮されます。

③わかろうとする集中力（理解系脳番地）

……情報をすばやく、的確に理解する

目や耳から入ってきた情報を理解する集中力は、理解系脳番地で生まれます。わからないことを推測して理解するときにも使われます。

理解系脳番地は、言語系の左脳、非言語系（図形や空間など）の右脳に分かれています。**右脳の理解系脳番地を鍛えるなら読書、左脳の理解系脳番地を鍛えるなら整理整頓が効果的です。**

◎「わかろうとする集中力」が高い人の特長

- 初めての挑戦が苦ではない
- 地図を読むのが得意
- 相手が理解しやすいように話したり、文章を書ける
- 相手の会話の内容を推測できる
- 「もっと知りたい」という好奇心が強い

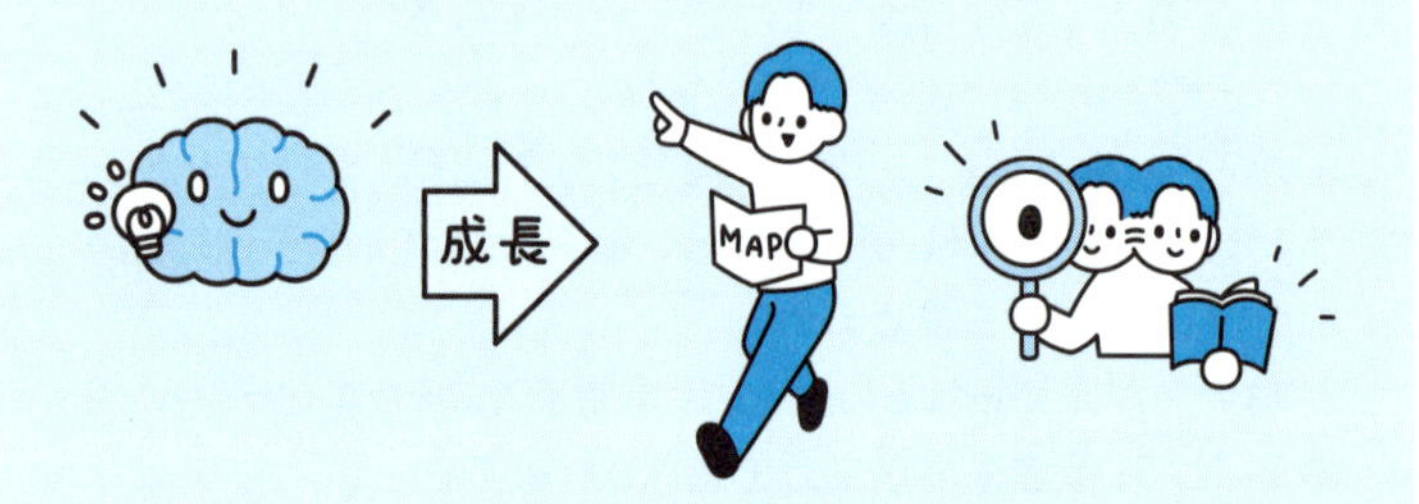

◉「わかろうとする集中力」を鍛えるトレーニング

● 昔読んだ本をもう1度読む

10年ほど前に読んだ本をもう一度読み返すと、脳が成長した分、昔と違う発見ができます。

過去に読んだときには気づかなかったこと、長い時間を経て忘れていたことが見つかって、理解力が深まります。

● 外出前の「10分間」でカバンの中身を整理する

たとえば、家を出る前に「10分間」と時間を決めてカバンの整理をしてみましょう。

「カバンの中身は今、どうなっているのか」「どこを、どうすれば整理できるのか」を制限時間内に理解し、実行しなければならないため、理解系の集中力が発揮されます。

● 自分の好き嫌いを10個ずつ書き出す

集中力は「好き、嫌い」に影響されます。自分が好きなこと、得意なことは時間を経つのを忘れて集中できます。

反対に、嫌いなこと、苦手なことになると集中力が低下します。

好き、嫌いをはっきりと自覚して、「好きなことから率先して取り組む」ようにすると、理解系脳番地が活性化されます。

● 気になるニュースを読んだ後に、ひとり言をいってみる

脳には、「人の書いた文章の内容は、そのまま受け取ってしまう」というクセがあります。そこで、自分をわかろうとするスイッチを入れるために、SNSやネットでニュースを見たときに、心のなかで、「どうして?(そうなったのか)」「なんで?」などとつぶやいてみると、脳がその理由を探そうとします。この行為が理解系脳番地を活性化させます。

④心の集中力（感情系脳番地）

……ワクワクすると、行動力が高まる

喜怒哀楽に関係する集中力が生まれるのは、感情系脳番地です。この部位は、老化が遅いのが特徴です。

感情系脳番地は、思考系脳番地との関係が深く、思考を抑制する働きもあります。感情系脳番地を鍛えるには、**自分の気持ちを表したり、「いつもと違うこと」にチャレンジをして感情を動かす**ことがポイントです。

◎「心の集中力」が高い人の特長

- ワクワク、ドキドキしたときに、高い行動力を発揮できる
- 「やってみたい！」という欲求を持っている
- 人の気持ちに共感できる
- 自分に自信を持っている
- カッとなることが少ない

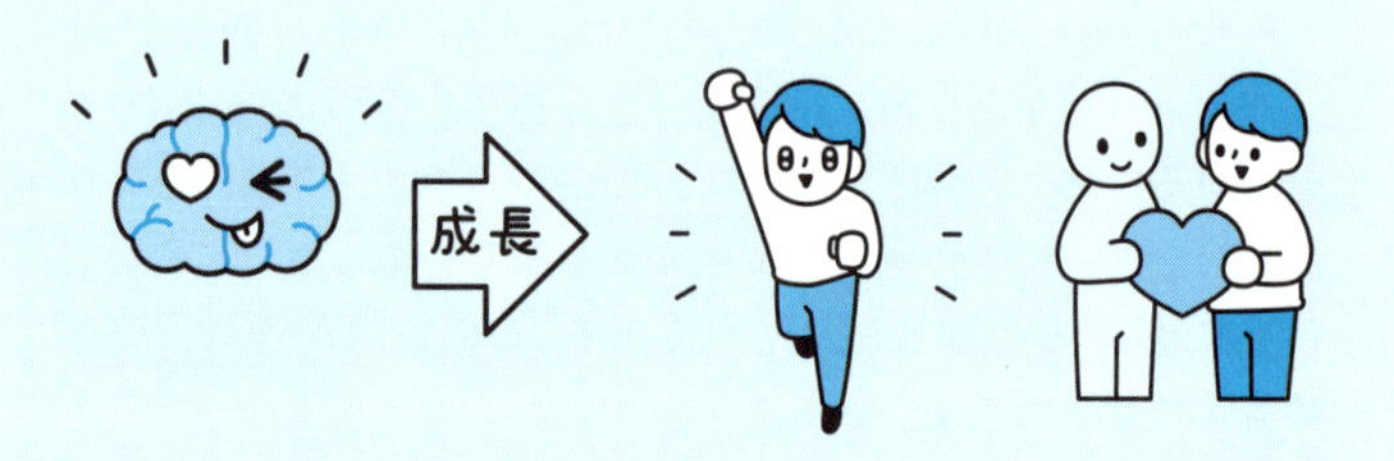

◉「心の集中力」を鍛えるトレーニング

●「自分で自分をほめたい」と思ったことを書き留める

「今日は朝から時間を無駄にしなかった」

「いつもは眠ってしまう通勤電車の中で本を読んだ」

「昨日よりも早起きできた」など、些細な内容でかまいません。

自分で自分をほめると、感情系脳番地だけでなく思考系脳番地も刺激され、2つの連携がスムーズになります。

●「集中できる」と口に出す

「集中してやれる」「10時から始める」「11時までに終わらせる」と前向きな言葉を口に出すだけで、感情系脳番地、聴覚系脳番地、伝達系脳番地が刺激を受けて、モチベーションを高めることができます。

●目をつぶって片足立ちをする

イライラしたり、集中力が途切れて気持ちが疲れたときに効果的なエクササイズです。目をつぶって「30秒」数えながら、片足立ちをしてみましょう。

すると、それまで使っていた脳番地から別の脳番地にシフトするため（脳番地シフト）、脳がリフレッシュされて集中力が回復します。

●鏡の前で笑顔を3種類つくる

悲しいこと、腹立たしいことなどがあって感情が乱れているときでも、鏡で自分の顔を見てみましょう。スマホのカメラ機能を使って、自分を映してみるのもよいです。

そのとき、自分の目をしっかり見て、いつもとは違う笑顔を3種類つくってみましょう。これで、心の集中力が強化されます。

⑤体を動かす集中力（運動系脳番地）

……「すぐ動く」ことができる

手、足、口、全身を動かすことに関係する集中力は、運動系脳番地で生まれます。実際に体を動かさなくても、「どこを、どうやって動かすか」をイメージするだけで、この脳番地が働きます。運動系脳番地の働きが弱いと、体を動かすのが苦手になります。

８つの脳番地の中でもっとも早くから成長を始めることが知られています。他の脳番地と密接にリンクしているので、**この脳番地を鍛えると脳全体の活性化につながります。**

◎「体を動かす集中力」が高い人の特長

- すばやく動ける
- 長く仕事をしていても疲れない
- 文字を書くのが苦にならない
- 手先が器用で、細かい作業が得意になる

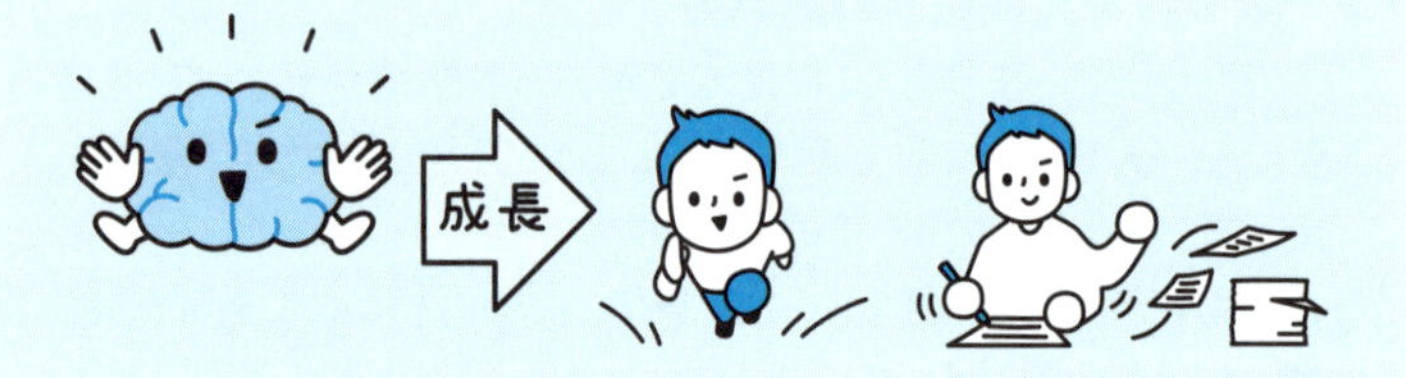

◉「体を動かす集中力」を鍛えるトレーニング

●「立ったり、座ったり」を繰り返す

「大変そうだ」「面倒そうだ」という気持ちが湧き上がって集中できないときは、

「立ったり、座ったりを繰り返す」

「座ったまま、肩をぐるぐる回す」など、

簡単なエクササイズをしてみましょう。簡単な動作を繰り返すだけでも、集中力のスイッチが入りやすくなります。

●場所を移動する

「場所を変える」

「お気に入りの場所に移動する」

と体を動かすことになるため、運動系脳番地が刺激されて、集中力が回復します。

会社などで、自分の席が決まっている場合は、一度、席を立ってトイレに行って戻ってくるだけでも効果があります。

●見た文章を書き写す

本、新聞のニュース記事など、見本となる文章を「そのまま丁寧に書き写す（手書きする）」と、運動系脳番地をはじめ、視覚系脳番地や理解系脳番地を活性化できます。

「間違いなく正確に書き写す」

「文字の大きさや読みやすさに配慮しながら書く」

ときに、集中力が発揮されます。

6 見る集中力（視覚系脳番地）

……目で見た情報を正確にとらえる

目で見た映像、画像、文章などの情報を脳に集めるときに働く集中力は、視覚系脳番地で生まれます。読書が苦手だとしたら、見る集中力が弱い（視覚系脳番地の働きが弱い）ことが一因です。

視覚系脳番地は、**「見る番地」「動きをとらえる番地」「目利きをする番地」**の３つで構成されています。「目利き」とは、経験や記憶、好き嫌いなどと照らし合わせ、「よい、悪い」の判断をすることです。

◎「見る集中力」が高い人の特長

- 長時間の読書が苦にならない
- 見間違いが少ない
- たくさんの情報を得ることができる
- 人混みの中でもぶつからない
- 間違い探しが得意

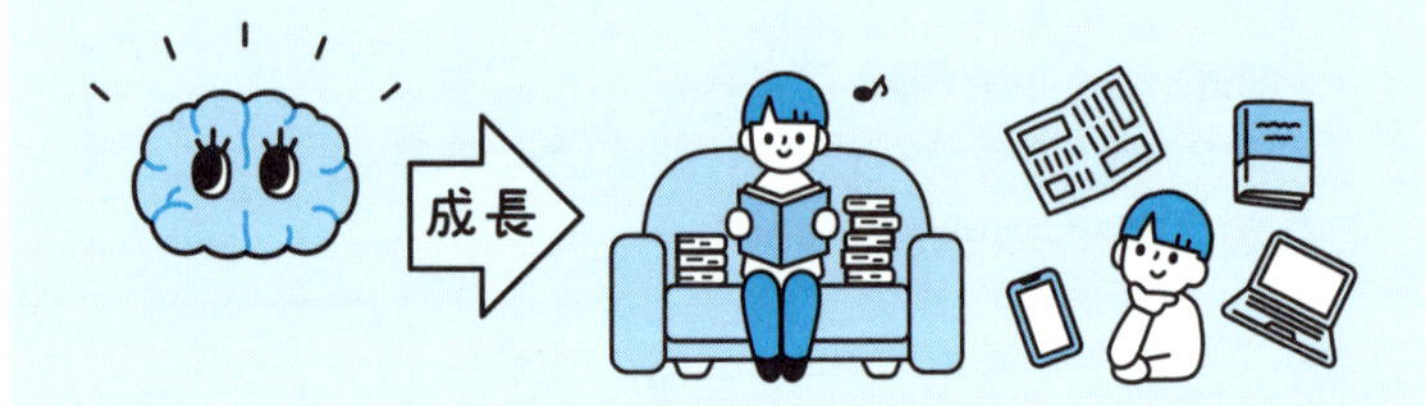

◉「見る集中力」を鍛えるトレーニング

・1日1枚「気に入ったもの」を写真に撮る

「よくできているな」「好きだな」「きれいだな」と思ったものを「1日1枚」写真におさめてみましょう。

その際、漫然とシャッターを切るのではなく、構図や明るさを考えながら「作品をつくる」という意識を持ってください。

すると、対象物を集中して観察するため、視覚系脳番地が強化されます。

・毎日、同じ窓から同じ空を見る

「見る」という行為には、「何かを見る」「動きをとらえる」「違いを見分ける」という3つの要素が含まれています。

この3つを同時に鍛える方法が「空を見ること」です。毎日、定点観測を続けることで「見るための集中力（3つの要素）」が鍛えられ、「注意深くものを見て変化をとらえる」ことができるようになります。

・倍速で動画を見る

倍速視聴をすると、より注意深く見たり聞いたりするため、集中力が高くなります。

「長時間の動画の中から必要な箇所だけ探す」

「ドラマや映画のあらすじを理解する」

といったときに適しています（細かい描写まで見る必要がある場合は、倍速視聴は向いていません）。

7 覚える集中力（記憶系脳番地）

……見たこと、聞いたことを思い出せる

情報をたくわえて、覚えたり思い出したりするときに働く集中力は、記憶系脳番地で生まれます。記憶系脳番地は、海馬（左右の側頭葉の内側部に位置する）に接した部位で、記憶の形成や蓄積に深く関わっています。

記憶系脳番地がしっかり働いている人は、**「記憶力が高い」「もの忘れしない」「計画的な行動ができる」**といった特長があります。

◎「覚える集中力」が高い人の特長

- 一度聞いたことを忘れにくい
- 昔のことをよく覚えている
- 忘れものが少ない
- 約束の期日を守れる
- １日を計画的に過ごせる

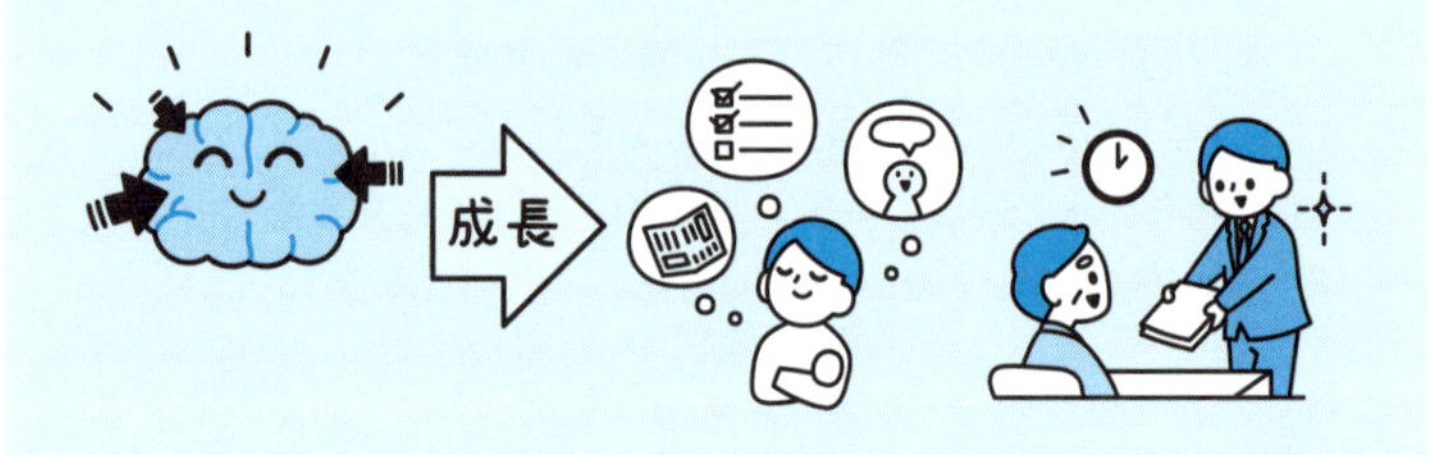

◉「覚える集中力」を鍛えるトレーニング

● 前日の出来事を3つ書き残しておく

朝、目が覚めたら前日の出来事を思い出し、「覚えておきたいこと」を3つ書き残しておきましょう。

体験した記憶をたぐり寄せることで、記憶の引き出しを増やすことができます。

● 1時間に3つのことをする

ひとつのことを長時間続けると飽きてしまう場合、

「1時間に3つのことをやる」

ようにすると、記憶系脳番地が覚醒しやすくなります（5、6個だと多すぎて集中できません）。

やるべきことを3つ決めたら、

「20分→20分→15分→休憩5分」

といったように、時間配分を決めます。デッドラインを設定したほうが、集中力は途切れにくくなります。

● 30分早く寝て、30分早く起きる

就寝時間と起床時間を早め、

「睡眠中の記憶の定着をよくする」

「朝すっきり目覚めて、午前中の集中力を高める」

ことで、記憶系脳番地が強化されます。

1ヵ月間継続すると、効果を実感できるはずです。

⑧聞く集中力（聴覚系脳番地）
……多くの情報を聞き取れる

耳で聞いた言葉や音の情報を脳に集めるときに働く集中力は、聴覚系脳番地で生まれます。聴覚系脳番地は、聞く集中力をつかさどっているため、**この脳番地が働かないと、人の話を集中して聞けません。**

理解系脳番地や記憶系脳番地とも連携して、聞き取った内容を理解し、記憶して蓄積させます。

◉「聴く集中力」が高い人の特長

- 聞き間違いがない
- 楽器の音を聞き分けることができる
- 音読が上手にできる
- 小さな音でも聞き取ることができる

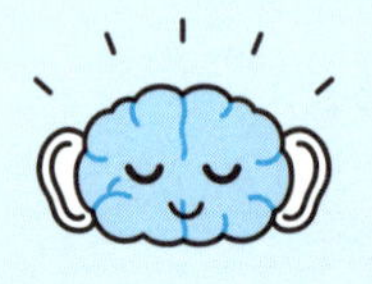

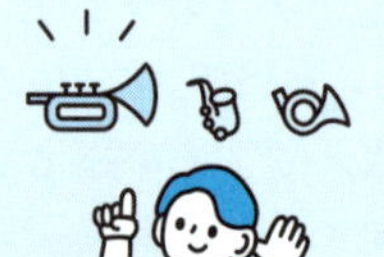
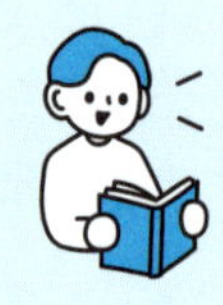

◎「聴く集中力」を鍛えるトレーニング

風、波、鳥の声など、自然音に耳を澄ませる

言葉以外の音声情報を処理しているのは、聴覚系脳番地の右脳側です。

風、波、鳥の声など、自然の音に耳を傾けると、右脳側の聴覚系脳番地を鍛えることができます。

毎日、ラジオを聴く

ラジオは、聴く力を伸ばすもっとも手軽な方法です。

実証実験の結果、記憶系脳番地が最大で2.4倍、聴覚系脳番地が最大で2倍成長したことが明らかになっています。

ラジオは、寝る前、部屋を暗くしてから聴くのがおすすめです。ラジオがないときは、部屋の電気を消してから、次の日の予定を10回口に出していってみましょう。それだけで効果があります。

聞いた内容を素早くメモする

メモを取るとは、「聞く→書く」という行為です。

日常的にメモを取ることで、「書くために、集中して話を聞く脳の習慣」が身につき、聴覚系脳番地が成長します。

街で気になる会話に耳を傾ける

店内がザワザワしているカフェや、電車やバスの中で話している人たちの会話に耳を傾けてみてください。

たくさんの音のなかから特定の音を「聞きたい」と思うことで、脳が能動的に音を拾おうと働き、聴覚系脳番地が活性化されます。

考える集中力、心の集中力、伝える集中力、体を動かす集中力は、アウトプットに関わっていて、おもに前頭葉（脳の前方）に集まっています。**わかろうとする集中力、聞く集中力、見る集中力、覚える集中力は、インプットに関わり、**脳の後方に集まっています（ただし、心の集中力と、見る集中力は、アウトプットとインプットに関わります）。

8つの集中力を強化するコツを紹介してきましたが、複数の集中力を同時に鍛えることができるおすすめの方法があります。それが「片づけ」です。

それでは、片づけが集中力アップにどれほどよい影響を与えてくれるのか、紹介します。

CONCENTRATION

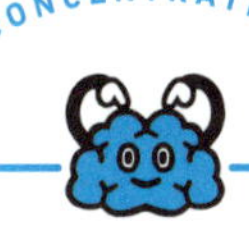

片づけが上手な人と、勉強ができる人の共通点

片づけは、理にかなった集中力トレーニング

過去1万人を超える人のMRI脳個性診断の結果、「これが得意になれば、これも得意になる」「これが苦手な人は、これも苦手になる」など、**その人の得意、不得意の関連性（共通点）**が明らかになりました。

たとえば、**部屋の片づけや整理整頓ができるようになる**と、**勉強に必要な思考系脳番地、理解系脳番地、記憶系脳番地、視覚系脳番地な**

どの働きがよくなるため、勉強の集中力も自然とアップします。

片づけが上手くなると、勉強の集中力もアップする

●片づけをすると、思考系脳番地はこう変わる

思考系脳番地は、物事を判断するときに活躍します。片づけをするときは、ものを見るたびに、「これは残しておくもの」「これは捨てるもの」と、判断する必要があります。

また、「ものの置き場所を決める」ときにも、思考系脳番地を働かせることになります。これを繰り返していくことで、**自然と思考系脳番地が鍛えられていくため、「考える集中力」が上がり、**その場ですぐに判断できるようになります。

この力がつくと、グズグズとムダに時間を費やすことがなくなり、勉強を効率的にすすめる際に役立ちます。

●片づけをすると、理解系脳番地はこう変わる

片づける場所の状態を認識したり、何をどうやって片づけるかを整理する必要があるため、理解系脳番地が強くなります。**理解系脳番地が強くなる＝「わかろうとする集中力」がアップするの**で、勉強がはかどることにつながります。

この脳番地が弱いと、「何がどうなっているのか」「次にどうしたらいいのか」の理解が滞（とどこお）ってしまいます。

●片づけをすると、記憶系脳番地はこう変わる

「もとの場所に戻す」「決められた場所に決められたものを置く」には、その場所を覚えておく必要があるため、記憶系脳番地が働きます。**記憶系脳番地が強くなるということは、「覚える集中力」も増す**ため、ものを覚える系の勉強に強くなっていきます。

●片づけをすると、視覚系脳番地はこう変わる

視覚系脳番地が働くことで、「どこが汚れているか」「どこが散らかっているか」を目で見て認識できます。**視覚系脳番地が鍛えられていくと、「見る集中力」もアップ**していきますから、参考書を読んだりするスピードも上がって、勉強がすすむはずです。

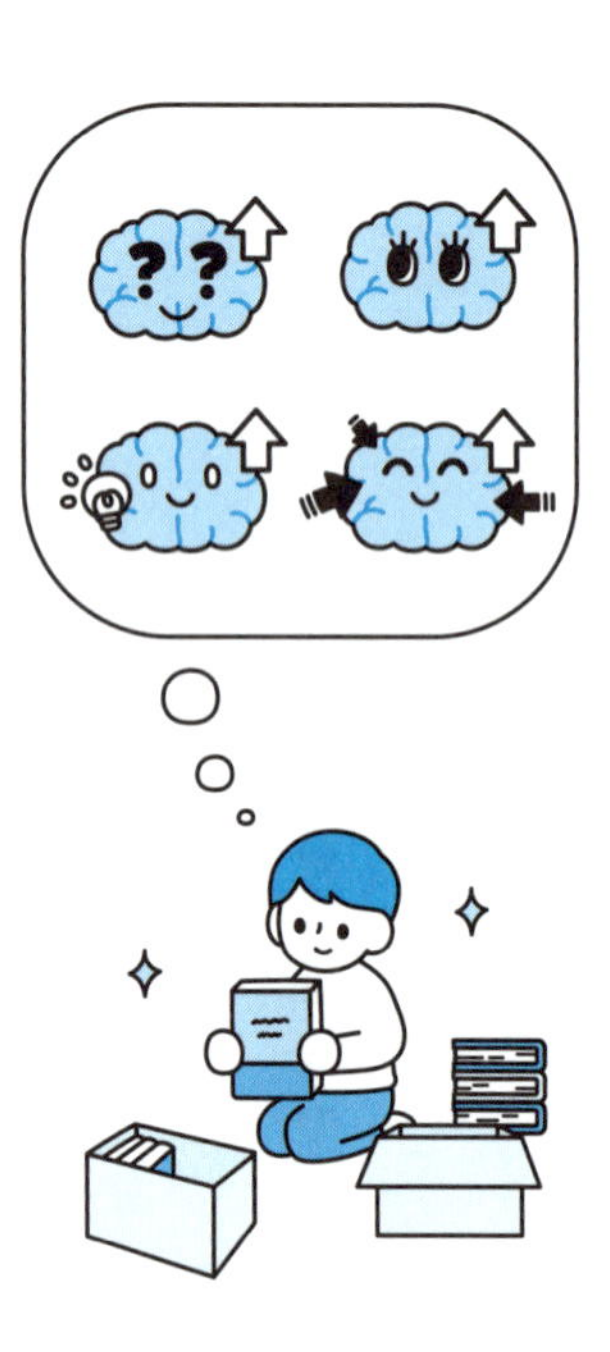

視覚系脳番地が弱いと、部屋が散らかっていても気になりません。

部屋が整理されている人は、頭の中も整理されている

周囲が散らかっていると、見る集中力が生まれる視覚系脳番地が必要以上に刺激されたり、視点が定まらなかったりして、脳に負荷がかかります。

たとえば、**机の上が散らかっているとそれを見るだけでも脳が混乱**して、集中力が落ちてしまいます。

また、趣味や娯楽に関連するグッズなど、勉強のさまたげになるものが視界に入ると気が散りやすくなります。引き出しの中やカバンの中など、視界に入らない場所に置くようにしましょう。

整理整頓された部屋で生活をしている人と、散らかった部屋で生活している人では、**脳の状態が違います。**

●整理整頓された部屋で生活をしている人の脳

脳の中も部屋と同じように整理されている状態。自分がやりたいことがクリアになっている。

●散らかった部屋で生活している人の脳

脳内も部屋と同じように混沌としている状態。ものが多いと、それらを管理するために脳はエネルギーを消費するので、思考が鈍ってしまう。

以前の私は片づけが苦手で、書類が床に散乱していました。そこで、収納ボックスを使ってカテゴリー別に書類を分けるようにしました。物理的に区画をつくって書類を整理した結果、頭の中もスッキリと整理できました。

このほか、片づけをすると、運動系脳番地、聴覚系脳番地、感情系脳番地、伝達系脳番地も使うため、すべての集中力をまんべんなく使うことができます。

CONCENTRATION

あこがれの「あの人」と、あなたの集中力の伸ばし方は違う

脳の個性は人それぞれ
自分に合った方法で脳を鍛えよう

誰にでも、あこがれの対象、尊敬の対象となる人がいると思います。

「彼のように、何時間も集中して勉強できるようになりたい」

「彼女のように、周囲にペースを乱されず、集中して読書してみたい」

あんなふうになれたらなぁ……と、その相手のことを観察したり、アドバイスを求めて、マネしてみたりすることもあるでしょう。

ただ、残念なことに、その方法は、あなたの集中力を伸ばしてくれるとは限りません。

集中力をつかさどる脳番地のどれが強く、どれが弱いかは、人によって違います。

そのため、集中力のなさを感じている人は、まず65~72ページに掲載している「自己分析用 脳番地成長チェック」を参考にして、**「自分は、どの脳番地が弱いのか？」を知っておく**ことが大切です。

そして、自分の脳の個性がわかったうえで、自分の脳に合った方法で脳の強みを伸ばし、弱みを補強していきましょう。

たとえば、拙著の『頭がよくなる！ 寝るまえ1分おんどく366日』（西東社）で提唱しているように、**「は」「と」「が」などの助詞を強調**して「ひらがなで書かれた子ども向けの本」を音読するだけでも、脳番地をバランスよく伸ばすことができます。

音読をすると、

- **文章を視覚的にとらえるための「視覚系脳番地」**
- **視覚情報を理解するための「理解系脳番地」**
- **文章を一時的に記憶するための「記憶系脳番地」**
- **インプットした情報をアウトプットするための「伝達系脳番地」**
- **口を動かして声を出すための「運動系脳番地」**
- **自分の発した声を自分で聞くための「聴覚系脳番地」**

など、たくさんの脳番地が使われます。

絵で表すと、こんな感じです。

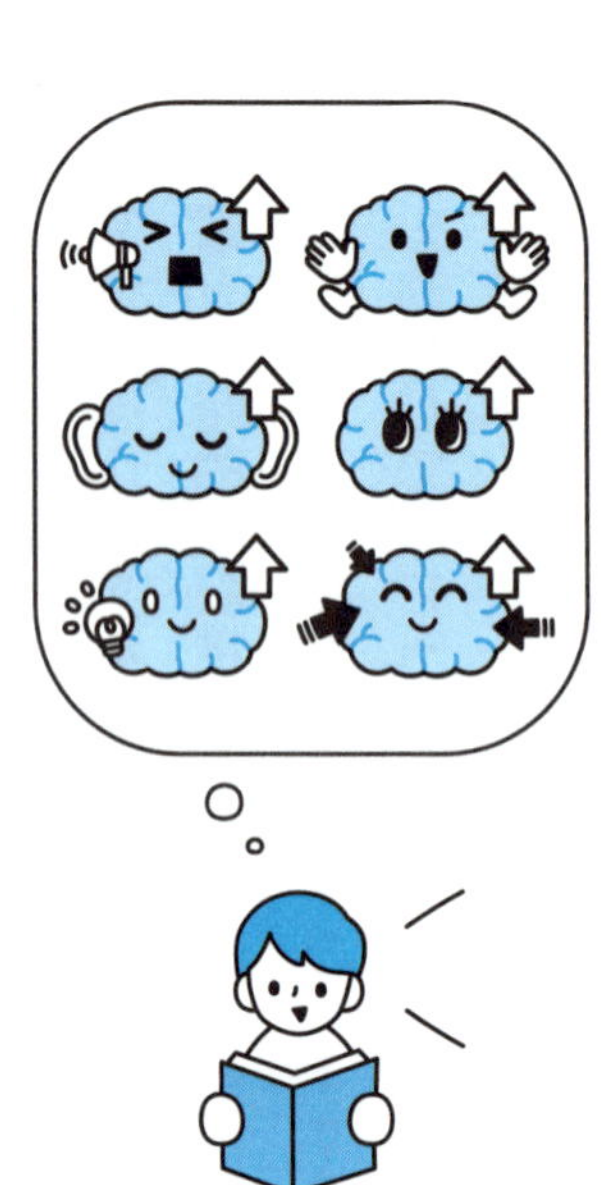

このようなトレーニングを習慣化して、**8つの脳番地をバランスよく使うことが集中力を高めるポイント**です。

【必要な集中力を鍛える脳番地リスト】

ここで、あなたが鍛えたい集中力には、どんな脳番地が必要か、一覧にしてみました！

自分の高めたい集中力がどの脳番地に対応しているのか、参考にしてみてくださいね。

学習に関すること

- **授業を聞く集中力**
- **宿題をやる集中力**
- **勉強（理系）の集中力**
- **勉強（文系）の集中力**
- **勉強（暗記系）の集中力**
- **勉強（語学系）の集中力**

↓聴覚系脳番地×理解系脳番地

↓思考系脳番地×記憶系脳番地

↓視覚系脳番地×思考系脳番地

↓理解系脳番地×伝達系脳番地

↓記憶系脳番地×伝達系脳番地

↓聴覚系脳番地×伝達系脳番地×理解系脳番地

- 単純作業の集中力
- 事務作業の集中力
- 資料作成の集中力
- アイデア出しの集中力
- 課題解決の集中力
- 営業の集中力
- 対面の会議の集中力
- オンライン会議の集中力
- 相談の集中力

↓視覚系脳番地×運動系脳番地

↓伝達系脳番地×聴覚系脳番地

↓伝達系脳番地×理解系脳番地

↓思考系脳番地×理解系脳番地×運動系脳番地

↓思考系脳番地×理解系脳番地

↓聴覚系脳番地×理解系脳番地×運動系脳番地
×感情系脳番地×伝達系脳番地

↓聴覚系脳番地×理解系脳番地×伝達系脳番地
×視覚系脳番地

↓聴覚系脳番地×理解系脳番地×伝達系脳番地

↓聴覚系脳番地×理解系脳番地×感情系脳番地

趣味など

・読書の集中力
↓視覚系脳番地×理解系脳番地

・音楽鑑賞の集中力
↓聴覚系脳番地×感情系脳番地

・料理の集中力
↓視覚系脳番地×思考系脳番地×運動系脳番地×理解系脳番地

・映画鑑賞の集中力
↓視覚系脳番地×感情系脳番地

・ラジオ視聴の集中力
↓聴覚系脳番地×記憶系脳番地×理解系脳番地

・指を使う（ピアノやギターなど）練習の集中力
↓運動系脳番地×視覚系脳番地×聴覚系脳番地

・ゲームの集中力
↓思考系脳番地×理解系脳番地×感情系脳番地×視覚系脳番地

・魚釣りの集中力
↓視覚系脳番地×理解系脳番地×感情系脳番地×運動系脳番地

- 筋トレの集中力
  ➡運動系脳番地×思考系脳番地×感情系脳番地
- 勝負事（頭を使う系）の集中力
  ➡思考系脳番地×理解系脳番地×感情系脳番地
- 試合（体を使う系）の集中力
  ➡運動系脳番地×視覚系脳番地×理解系脳番地

日常生活

- リラックスの集中力
  ➡感情系脳番地×視覚系脳番地×聴覚系脳番地
- 瞑想の集中力
  ➡運動系脳番地×視覚系脳番地
- 運転の集中力
  ➡運動系脳番地×視覚系脳番地×理解系脳番地
- 昼寝の集中力
  ➡思考系脳番地×視覚系脳番地
- 片づけの集中力
  ➡思考系脳番地×理解系脳番地×記憶系脳番地×視覚系脳番地

COLUMN

先生、教えて！

「本当の集中力」の話①

Q.

仕事や勉強の合間に、「ちょっとひと息」つきたくなるときがあります。「ちょっとひと息」するときの、「ちょっと」は、どれくらいの時間が適切でしょうか。

A.

「ちょっとひと息＝5分〜15分以内」です。

短い休憩でも正しく休めば、脳の疲労を取り除くことはできます。

「できるだけ長い時間、集中し続けたい」と思っても、集中力は必ずどこかで途切れます。仕事や勉強の最中に「集中力が切れてきたな」「飽きてきたな」「疲れてきたな」と感じたときは、小休憩をとりましょう。


集中力を維持するには、定期的な休憩が欠かせません。


適切な休憩の回数や長さは、その人の脳の個性によって異なりますが、目安は、

「60分に1回、5分程度」

または、

「90分から120分に1回、15分程度」です。

これ以上長く休むと、休憩後の集中力やモチベーションが低下しやすくなります。

「疲れたとき」「飽きてきたとき」に、その場を離れて小休憩をとってもかまいませんが、**小休憩する時間をあらかじめ決めておく**と、ストレスや疲労がたまりにくくなります。

「30分勉強をしたら、立ち上がり、3分歩いてみる」
「15時に会議が終わるので、そのあと15分間、休憩コーナーへ行ってコーヒーを飲む」

など、**「ここから、ここまでは休憩する」**と決めておく。

さらに、休憩をとる前に、「コーヒーを飲んでリフレッシュしたあとは、○○○について調べる」など、**「休憩後にやることを明確にしておく」**と、「ちょっとひと息ついたあと」に、脳が活性化しやすくなります。

Q. 休み明けは、なかなかやる気が出ません。どうしたらいいでしょうか。

A. 休日は、平日（仕事をしている日）とは違う脳番地を働かして、脳をリフレッシュさせてください。

連休明けや月曜日に**やる気が出ないのは、じつは「脳にとってはよい変化」**です。

休日に、平日と違うことをすると、平日に使いすぎた脳番地を休ませることができます。休み明けに「なんだかやる気が出ない」と感じるのは、「脳番地の働き方がしっかり変わった証拠」「休日に、いつもと違う脳番地を使った証拠」です。

「休みの日は、家でゆっくり」は、疲れがとれてリフレッシュできそうな気がしますが、**脳のしくみから考えると、そうではありません。**

家でゆっくりするより、脳番地をシフトさせること。ドライブをしたり、散歩をしたり、スポーツクラブに通ったり、本を読んだりして、**平日とは違った脳番地を働かせたほうが脳は活性化（集中力アップ）します。**

月曜日の朝からすぐに仕事モード、勉強モードに入るための方法として、**日曜日の朝は、月曜日と同じ時間に起きる**ことが大事です。前日は寝ていた時間に起きると、その時間には脳が働かないため、やる気が出ないと錯覚しやすくなります。

また、**休日の前に「月曜日にやること」を書き出しておく**のもよいでしょう。そして、月曜の朝に再確認する。すると、脳が働きやすくなります。

Q.

会社で仕事をするより、カフェで仕事をしたほうが集中できる気がします。カフェにはたくさんの人がいるし、雑音もする。決して静かな場所ではないのに、どうして集中できるのでしょうか？

A.

カフェでは、自分のペースで仕事ができるからです。

「カフェだと集中できる理由」は、次の４つです。

● **周囲にいる人が「自分に無関心」だから**

自宅では、家族に声をかけられることがあります。会社では、同僚、後輩、上司から声をかけられることがあります。電話が鳴れば出なければいけないし、来客があれば対応を求められ、集中力が途切れてしまいます。

一方、カフェでは、周囲に人はいるものの「見知らぬ人」ばかり。邪魔な割り込みや会話に引き込まれることもなく、**自分のペースで作業に集中できます**（ただし、騒がし過ぎるのは、集中しやすい環境とはいえません）。

●時間を区切ることができる

「カフェだと長居ができないから、1時間以内にこの仕事を終えよう」「次の予定まで45分あるから、それまでカフェで企画書に目を通そう」など、制限時間が設定されるため、集中しやすくなります。

●カフェインやブドウ糖をとることができる

カフェのメニューには、脳の覚醒をうながす「カフェイン」や、脳のエネルギー源になる「ブドウ糖」が含まれているものが多いため、脳の働きが活発になります。

● **誘惑アイテムがない**

マンガ、テレビ、ゲームなど、仕事の邪魔となる誘惑アイテムがないので、割り切って作業に集中できます。

場所を変えると、気分転換や集中力アップが期待できます。

オフィスだけでなく、自宅、カフェ、図書館、コワーキングスペースなど、「自分が集中できる場所」を複数持っておき、状況に合わせて変えるのもおすすめです。

第2章

「8つの集中力」のかけあわせが最強の集中力をつくる

「脳番地」同士の連携を強めよう

CONCENTRATION

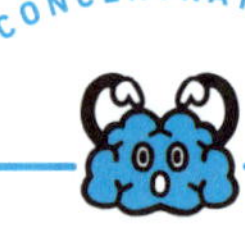

「こんなときも」「あんなときも」集中できる場面を増やしたい

得意、不得意は脳の成長のアンバランス

あなたは、どんなときに集中したいですか。

「読書をしているときも、先生の話を聞いているときも、どちらも集中できるようになりたい！」などと、思わないでしょうか。お気持ちはわかります。

でも、なかなかそうもうまくいきませんね。読書をしているときは集中できるけれど、先生の話を聞くときにはちっとも集中できない……そんな人がほとんどではないでしょうか。

「○○をするときは集中できるけれど、××をしようとすると集中できない」という、**集中力に得意、不得意があるのは、脳番地の成長のしかたがアンバランスになっているから**です。

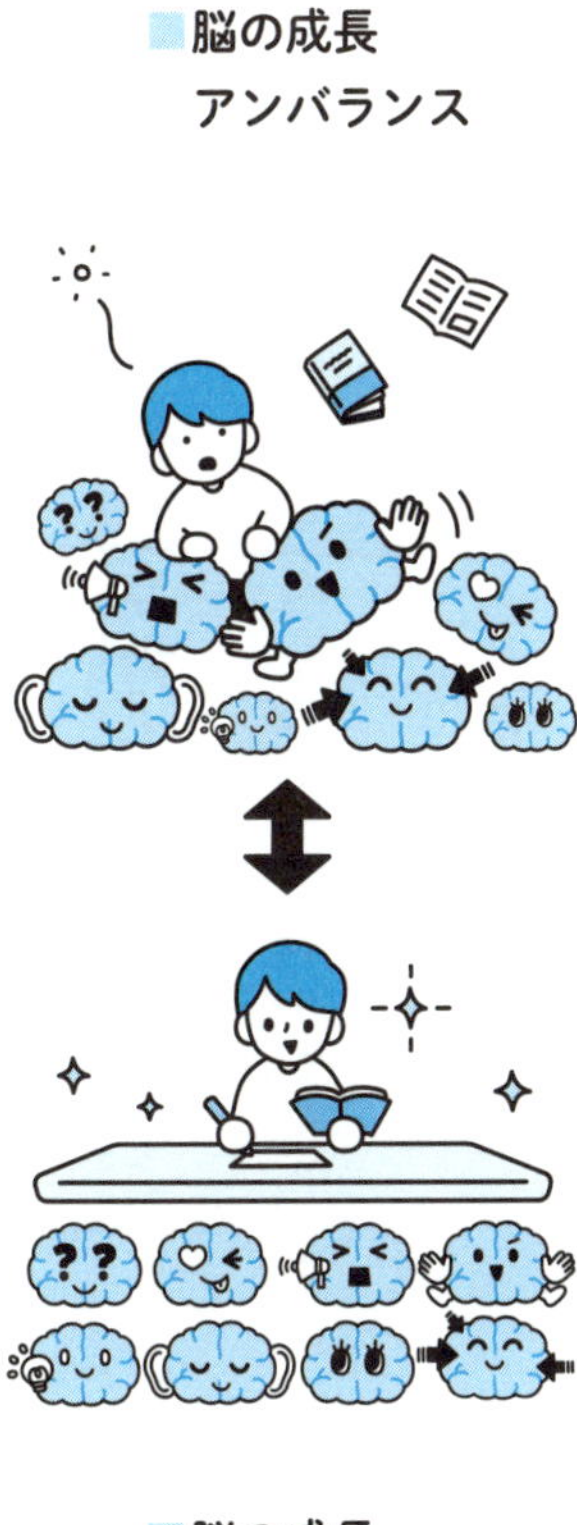

これを逆手（さかて）にとると、

「読書をしているときも、先生の話を聞いているときも、どちらも集中できる」ようになるには、**どの脳番地もバランスよく成長している脳**にすればよい、ということになります。

もしも、あなたが読書が苦手なら、**「成長が遅れている『視覚系脳番地』や『理解系脳番地』を鍛える」**ことが必要です。

脳の働きをサッカーにたとえてみると……

脳の働きをスポーツにたとえてみるとわかりやすいと思います。

たとえば、サッカー。サッカーは、11人でプレーをするのが基本です。11人の選手にはそれぞれ、役割とエリアが与えられます。

「あなたは**ゴールキーパー**です。ゴールの前にいて、ゴールシュートを防いでください」

「あなたは**ディフェンダー（守備）**です。フィールドの後方にいて、相手選手の攻撃を防いでください」
「あなたは**フォワード（攻撃）**です。フィールドの前方にいて、点をとってください」

11人全員が集中して、コンディションを整え、**自分の役割を全力で果たす**。選手同士が**連携**してスムーズに動くことで、勝利に近づきます。
一方で、誰かが手を抜いたり、選手同士の連動が悪かったり、選手間での実力差がある場合、失点を許す可能性が高くなります。

サッカーで勝つには
- **11人全員の実力を高める**
- **11人全員の連携をよくする**
- **11人全員のコンディションを整える**

脳も、サッカーと同じです。

脳には8つの脳番地から生成される集中力があって、それぞれに領域と役割が決まっています。そして、それぞれの集中力が連携しながら働いています。

8つの脳番地がすべてバランスよく成長していれば、いつでも、何をしているときでも、集中できます。

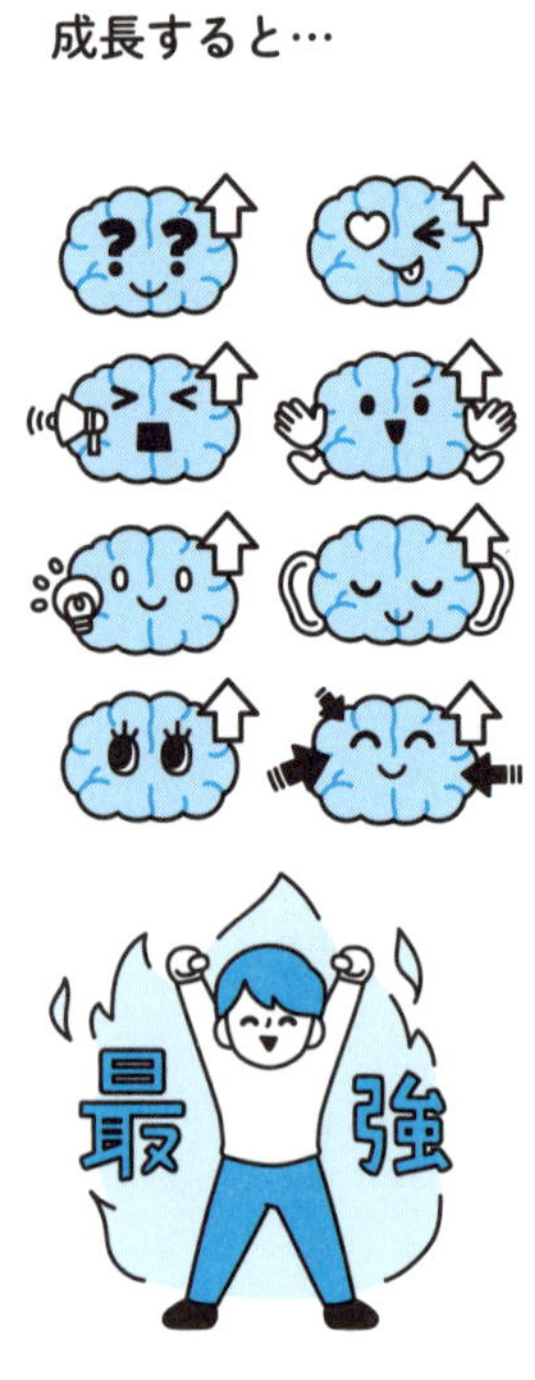

ですが、どこかの脳番地の成長が遅れていたり、脳番地同士の連携が悪くなると、集中力が途切れやすくなるのです。

ここまでの復習もかねてまとめると、次のようになります。

大切なところです

集中力を持続するには

- 8つの脳番地をバランスよく（全体的に）成長させる
- 脳が働きやすいように、脳の状態を整える
- 脳番地同士の連携をよくする

8つも鍛えるのって大変だけど、本当にやる必要があるの？

こう考える人もいるかもしれません。

「たとえば、サッカーの試合に勝つためだったら、超攻撃的なフォワードがいれば勝

てないんでしょうか。そのためには、攻撃力に必要な筋力(運動系脳番地)と、状況判断力(思考系脳番地)など、一部の脳番地だけが鍛えてあればいい気がするのですが……」

たしかに、いっていることは間違ってはいません。集中してサッカーをするために、鍛えるべき脳番地はあります。

でも、「サッカーをする」を、ひとりの人物に絞ったとして、もう少し細かく、1つのシーンにだけ注目して考えてみてください。

たとえば、飛んできたサッカーボールをすばやく受けて、ゴールめがけてシュートする。この**1つの動作だけ考えても、**

●ボールの勢いをうまく殺してワントラップでシュートにもっていくためには、ど

れくらいの強さで受け止めればいいか、**運動系脳番地**を働かせて足を動かす

●敵のディフェンダーは、どんなふうにシュートを打たせないようにしてくるだろう？　と、**視覚系脳番地**を働かせて動きを観察

●ゴールキーパーのクセはどうだったろう？　苦手なコースはあったかな？　と、**記憶系脳番地**を働かせて相手の動きのパターンを思い出す

●ディフェンダーとゴールキーパーの動きと位置から、どのシュートコースが一番ゴールの確率が高いか、**思考系脳番地**と**理解系脳番地**を連携させて考える

これ以外にも、最後にどれくらいの速さと強さでシュートするか**運動系脳番地**を働かせるでしょうし、走ってくる音からも敵のディフェンダーの動きを読むため**聴覚系脳番地**も働かせるでしょう。

仲間とアイコンタクトすれば、**視覚系脳番地**や**伝達系脳番地**も働かせます。

ほんの一瞬で、これだけです。第一線で活躍している選手は、試合中もっと複雑に脳を働かせているでしょう。

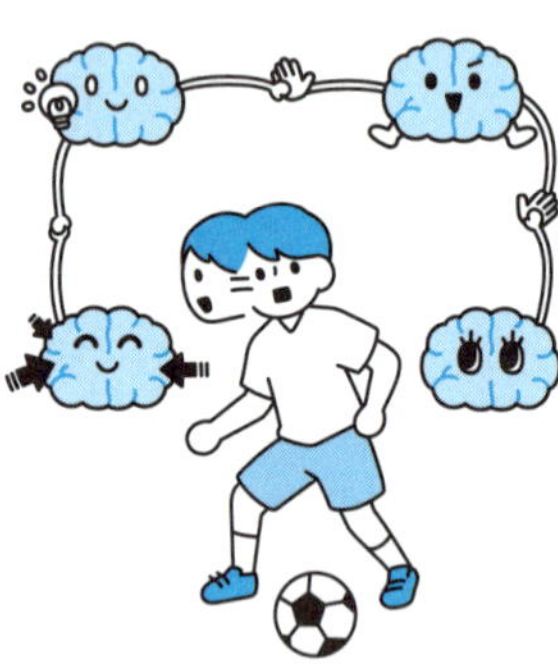

つまり、**1つの目的を達成させるためには、超複雑に脳番地を連携させせなければいけない**ということです（しかも、その目的を達成するために必要な脳番地がきちんと成熟している、というのは必須条件です）。

スポーツに限らず、私たちが日常でしているあらゆることは、単純な動作に見えて、実に複雑なことを脳番地たちがやってくれているのです。

ですから、単純に1ヶ所だけ、自分の好きなところだけ鍛えれば済む話ではないのです。

ちなみに、集中するということは、その**脳番地がうまく働くように自動化させる**こともポイントなので、頭で考えて「この場合は、この脳番地を使って…その次はあの脳番地を使って……」とやっても、ぜんぜんうまくできないことは、なんとなく想像がつくことではないでしょうか。

だからこそ、**どんな場合にも対応できるように、バランスよく、全部の脳番地を鍛えておくことが最善**なのです。

わかりやすくするため、サッカーの話に戻します。

連携プレーをするためには、まず、個々の能力が成熟していないといけません。そのために、選手たちはキックやトラップなどの基礎練習をして、自己の能力を高めることを第一に行うのです。それと同じ話ですね。

CONCENTRATION

「脳番地同士の連携プレー」って、どういうこと?

気がそれてしまうのは、脳番地の連携が悪いから

脳は、脳番地ごとに役割があります。とはいえ、一つひとつの脳番地がバラバラに働いているわけではありません。

脳は、8つの脳番地から生まれる集中力が連携して、さまざまなことに対処してい

ます。隣り合う脳番地同士が結びついたり、離れた脳番地同士が結びついたりして、脳内にネットワークをつくっています。

前の項目で例に出したサッカーでも、「点を取る」という目的を果たすために、複数の選手が連携し、1つのボールをパスでつないでいきます。

同じように**脳でも、複数の脳番地から生まれる集中力が、1つの目的のために連携しています。**

人がある行動をとるときは、特定の脳番地が単独で働くのではなく、複数の脳番地が連携プレーをしています。「連携」とは、「なにかを成し遂げるために、一緒に力を合わせて動く」ことです。

たとえば会社内で、「資金を短期的に集中投資して新商品を開発し、販売する」という目標があったとします。

このとき、「企画部」が考えたアイデアを「開発部」が商品化し、製造部門が製造し、「広報部」が宣伝をして、「営業部」が販売をするなど、各部署が力を出し合って、協力しながら（連携しながら）目標に向かいます。

脳も同じです。8つの脳番地は、目標、目的に対して力を出し合っています。

前述した読書の例でいえば、「目で見たことを脳に集める視覚系脳番地」と、「本の内容を理解する理解系脳番地」が結びついています。

「言葉を話す」ときも、複数の脳番地が力を合わせています。「理解系」で話す内容を吟味し、「記憶系」から伝えるべき情報を引っぱってきて、「伝達系」で適切な言葉にして、「運動系」で声に出す、という連携です。

【脳番地の連携プレーの例】

例1／「集中してピアノを弾いているとき」の脳番地の連携

- 楽譜を見る（視覚系）
←
- 鍵盤に触れる（運動系）
←
- 弾いた音を耳でたしかめる（聴覚系）

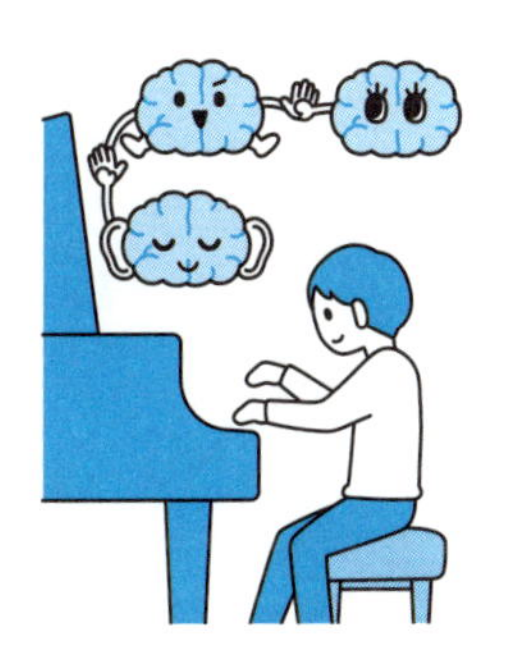

例2／「集中して会議に参加しているとき」の脳番地の連携

- 人の話を聞いて情報をインプットする（聴覚系）
- 資料などを読んで情報をインプットする（視覚系）
←
- 会議の内容を正確に理解する（理解系）
←

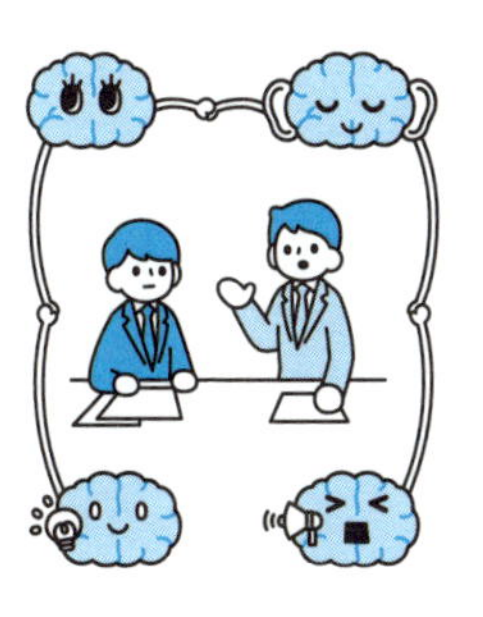

●自分の考えをまとめてアウトプットする（伝達系）

●例3／「集中してサッカーのパスを出すとき」の脳番地の連携

●敵と味方の位置を確認する（視覚系）

←

●どこに隙間があるかを考える（思考系）

←

●全身を動かして狙った隙間にパスを出す（運動系）

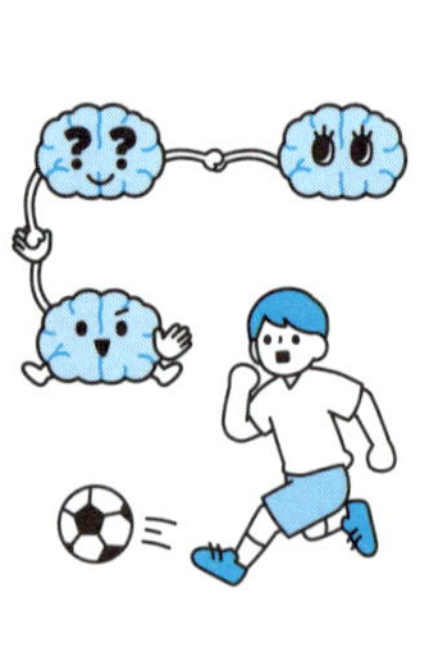

何かに集中したいなら、それをするのに必要な脳番地の連携をスムーズにすることが大切です。

脳番地同士の連携がうまくいかなくなると、行動が遅くなったり、気がそれたり、立ち止まってしまいます。つまり、集中力が途切れてしまうのです。

クルマに乗って、A地点からB地点に移動することになったとします。このとき、次の例①と例②では、どちらが「スムーズ」だと思いますか。

●例①

「A地点を出発してすぐに高速道路に乗り、渋滞にはまることも、信号待ちをすることもなく、最短時間の30分でB地点に到着した。運転中の疲労感もストレスもなく快適なドライブ。ガソリンは、ほとんど減らなかった」

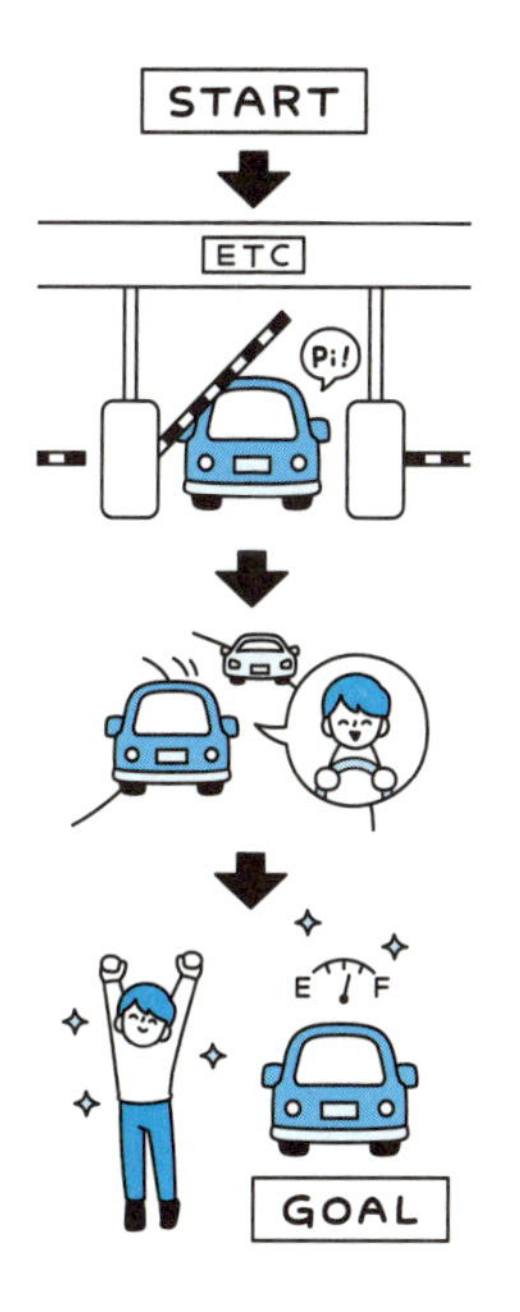

●**例②**

「A地点を出発後、ひたすら一般道を走り、何度も道に迷い、何度も渋滞や赤信号につかまり、B地点に到着するまで3時間かかった。ガソリンもたくさん使ってしまった。途中、コンビニに立ち寄ったので、ムダなお金も使ってしまった。B地点に到着したときには、くたくたに疲れた」

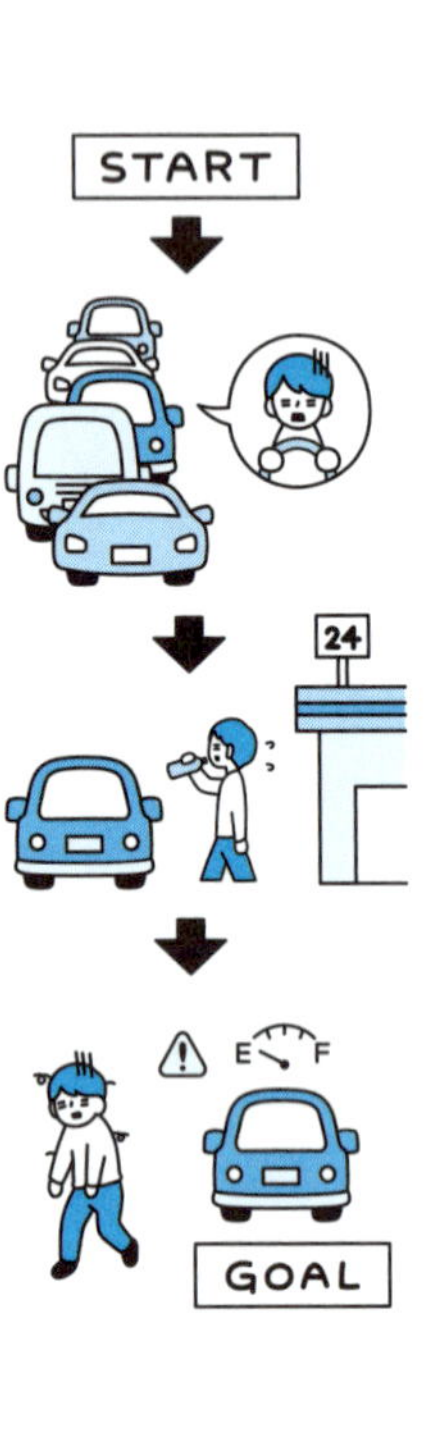

答えは明らかですね。「例①」です。このクルマの例と同じで、私たちの脳も脳番地の連携をよくすれば、**無駄なエネルギーを使わず、途中で止まらず、スムーズに結果を出すことが可能**です。

ここまでで、弱い脳番地を強め、それぞれの連携をうまくさせることで、集中力が高まることを説明してきました。

ただ、「集中できない」のは、あなたの頑張り以外のところに左右されることもあります。次の章からは、条件を整えることで、勝手にやる気が湧いてきたり、集中力が高まる方法をお伝えしたいと思います。

COLUMN

先生、教えて！

「本当の集中力」の話②

Q. 集中力と記憶力の関係を教えてください。集中力が高い状態だと、記憶力も高くなるのですか？

A. 「集中力が高くなれば記憶力も高くなる」とはいい切れません。

集中力と記憶力に関係性はありますが、集中力に比例して記憶力も高くなるとは一概にはいい切れません。

集中力とは、脳番地を使いこなす力（目的に応じて脳番地をスムーズに連携させる力）です。

たとえば、集中力を高めて人前で講演したとします。このとき、話すために必要な脳番地がスムーズに働いたからといって、講演の様子をすべて記憶しているわけではありません。伝達系脳番地がフル活動しているときに、同時に記憶系脳番地もフル活動しているかというと、そうではないのです。

記憶力を高めるには、「これを覚えよう！」と強く意識する（脳に命令を出す）ことが大切です。

「覚えよう！」と意識することなく、漫然（まんぜん）と本を読んでもなかなか頭に入ってきません。海馬は「『今から記憶しよう』『これは絶対に大事！』という意識が高い状態」のときに記憶力が高くなります。

本の内容をしっかり覚えておきたいのであれば、**「よし、今からこの本の内容を覚えよう」**と意識してから読書に集中すると、記憶に残りやすくなります。

Q. **スマートフォン（以下スマホ）と集中力の関係について教えてください。スマホを使いすぎると、集中力は衰えますか？**

A. **衰えます。**

スマホを長時間利用した場合、次のような問題点があげられます。

- **次の行動に移れず優柔不断になる**

- **記憶力が低下する**
- **集中力が低下する**
- **情緒が不安定になる（怒りっぽくなったり、落ち込んだりする）**
- **人の話が聞けなくなる**
- **コミュニケーションが面倒になる**
- **睡眠不足になる**

スマホの長時間使用は、脳の使い方の偏り（かたよ）にも影響します。

スマホばかり見ていると、脳の成長が「視覚系脳番地」に偏ってしまい、とくに「聴覚系脳番地」が使われなくなります。聴覚系脳番地は他の脳番地と密接な関係にあるため、**聴覚系脳番地が使われなくなると、理解力、記憶力、集中力、やる気の衰えにつながります。**

スマホの利用時間が長い人におすすめなのは、「**ラジオ**」です。ラジオを聴くと、聴覚系脳番地だけでなく、理解系脳番地や記憶系脳番地を鍛えることができます。

Q. **あれも、これも、それも、と「一度にマルチタスクをすると集中できない」というのは本当ですか？**

A. **マルチタスクをしても集中できますが、「シングルタスク」を早くこなすことを考えましょう。**

脳は、８つの脳番地に分かれて、機能を分担している非常に優秀な器官なので、複数のタスクを同時にこなすことが可能です。

しかし、複数の脳番地に分かれているからこそ、**２つ以上の脳番地を同時に使**

いこなすためには、トレーニングが必要なのです。このトレーニングが不十分の場合、脳番地同士の結びつきは弱く、同時処理がうまくいかなくなります。

ですから、マルチタスクよりも「シングルタスクに集中できる人」を目指すことをおすすめします。一つひとつのタスク処理が速くなれば、マルチタスクとさほど変わらないスピードで処理できる場合も少なくありません。

私も、普段の診療の中では、複数の課題が山積みになることがあります。そんなときは、むしろ**「一つひとつ片づけよう」とひとり言**をいいながらやると、案外、複数の課題を短時間にこなすことができます。

じつは、脳は、複数の作業を同時に行っている（同じ脳番地を複数の作業に割り当てている）わけではありません。

つまり、「同時」ではなく、**「次々とこなしているので、同時に行っているように見える」人もいる**のです。

私の場合、タスクA、タスクB、タスクCの3つのタスクがあったとき、3つのタスクを同時に行っているのではありません。1つずつ対処しています。

ですが、1つの作業を終えるスピードが速いため（脳番地の連携が速いため）、結果的に、「3つのタスクを同時に行っているように見える」わけです。

第3章

脳が勝手に集中する「しくみ」をつくる

脳のスイッチをオンにして、
「やりたくない」をなくそう！

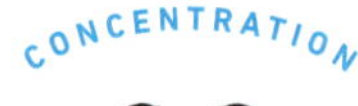

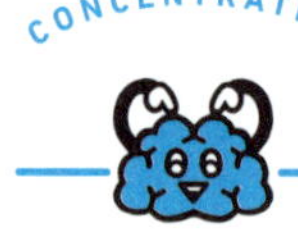

「やる気が出ない」はなくすことができる

ほかのことに気を取られるのは、自分に甘いから？

「明日までにプレゼン資料をつくらないと……」
「2週間後にレポートを提出しないと……」
「そろそろ晩ごはんの支度をしないと……」

会社、学校、家庭など、日常生活の中には「やらなくてはいけないこと」がたくさんあります。それなのに、なんだかやる気が出ない、気が向かない、身が入らない。

「早くやらなくちゃ」と思っていながら、ほかのことに気を取られてしまう。
ＳＮＳを見たり、音楽を聴いたり、ゲームに興じたり……。誰にでも、「あ〜、ダラダラとムダな時間を過ごしちゃったな」と後悔した経験があるはずです。

これは、集中以前の問題ですが、

「やらなくてはいけないこと」になかなか取りかかれないのは、意志が弱いからでも、自分に甘いからでもありません。

「脳のオン、オフの切り替えが上手にできていない」

からです。

大切なところです

脳のオンとオフって、何？

● **脳のオン……**「脳の集中が始まる」こと。脳がオンになると、必要なときに必要な脳番地が働くようになる。脳番地がしっかり働くと、「集中している状態」となる

● **脳のオフ……**「脳の集中が終わる」こと。「やるべきこと」から解放された状態

「脳のオン・オフを切り替える」とは、「集中している状態」（オン）と「集中から解放されている状態」（オフ）を切り替えることです。これができれば、ラクに集中モードに入れます。

「そんなことできるの？」と思われるかもしれませんが、じつは私たちは、日常的に脳のオンとオフを経験しています。

たとえば、学校で。

筆記テストを受けるときは、**「始め」の合図で「オン」**になり、問題を解くことに集中します。**「終わり」の合図がかかると「オフ」**になって、テストを終えます。

たとえば、映画館で。

映画館では、照明が脳の切り替えのスイッチになることがあります。劇場内の**照明が落ちると「オン」**になってスクリーンに集中する（「今から映画が始まる」と認識する）。エンドロールが終わって**照明が明るくなると、**脳は「映画が終わった」ことを認識して脳はオフになります。

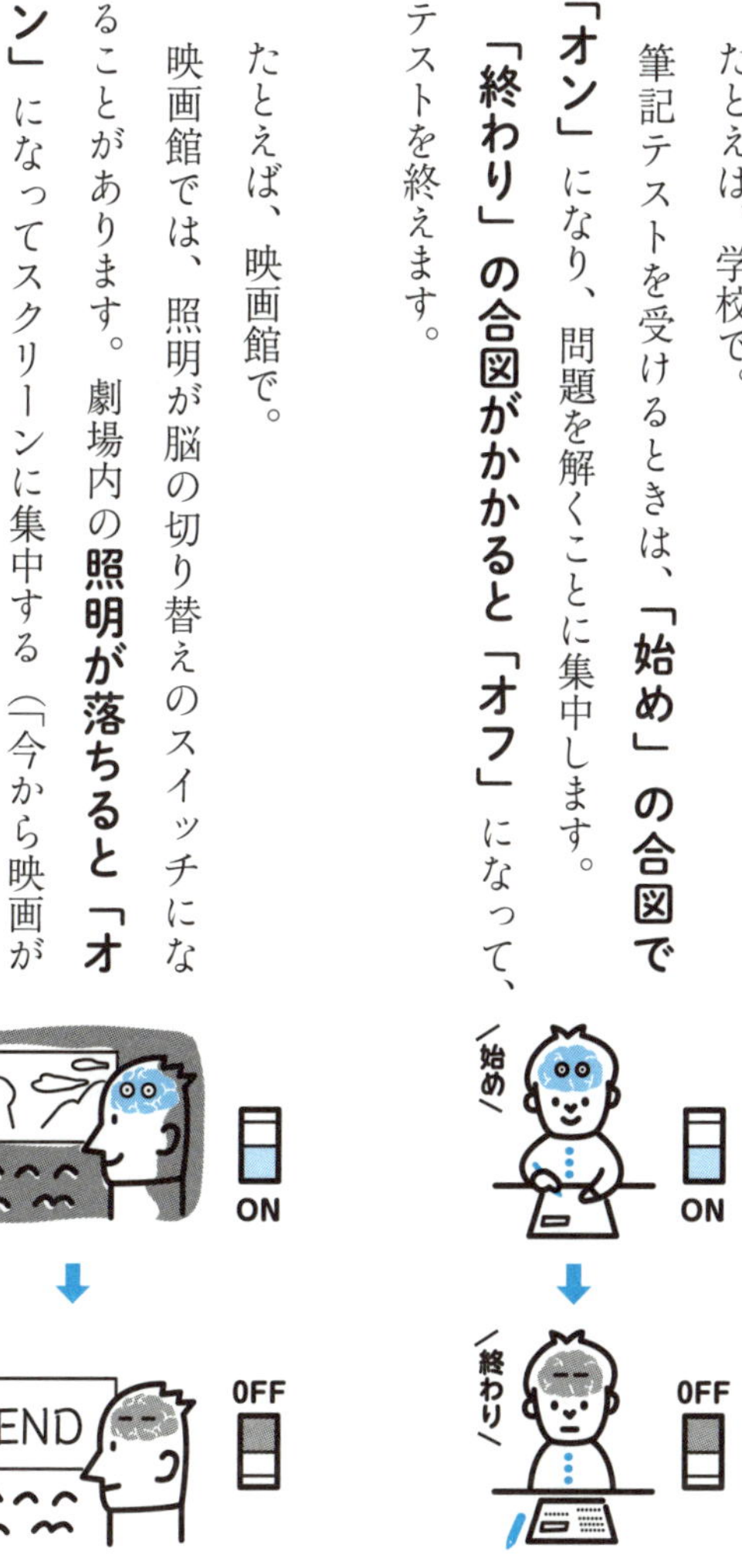

こうした切り替えの多くは、**時間、環境、条件など、外的なきっかけ**によってもたらされています。筆記テストでは「始め」と「終わり」の合図によって、映画館では照明の切り換えによって、結果的にオンとオフにさせられているわけです。

ですが、外的なきっかけを与えられなくても、**自分自身でオンとオフを切り替えることができます**。

誰か（何か）に「切り替えさせられる」のではなく、自発的に切り替える。仕事をするときは「仕事をする脳」に、読書をするときは「読書をする脳」にパッと切り替え、パッと行動し、パッと処理できれば、いたずらに時間を過ごすことはありません。オン、オフの切り替えかたがわかっていれば、「やりたい」と思ったことはもちろん、**「やりたくないな」「面倒だな」と思ったことでさえ、すぐに始められる**のです。

CONCENTRATION

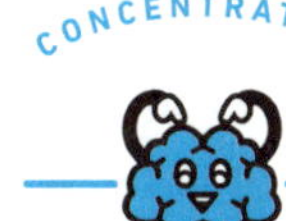

同じ作業を続けていると、どうして集中力は衰えるのか？

「脳番地シフト」で、疲れた脳をリフレッシュ

物事に取り組んでいるときは、どこかの脳番地が主となって活性化されています。

すると、「同じ脳番地を酷使する」ことになって、集中力が途切れやすくなります。

同じ脳番地ばかり長時間使用していると、その脳番地の代謝量が落ちやすくなり、認知機能や集中力の低下（脳がオフになる）が起きます。

そんなときは、**一時的に「別の脳番地を使う」ようにしましょう。**

意識的に一番活動する脳番地を変えると、集中力が回復します（脳がオンになる）。

私はこの脳の働きを、「**脳番地シフト**※」と呼んでいます。

※脳番地シフト……それまで酷使していた脳番地からそれまで休ませていた脳番地に活動をシフトすること。

「疲れたので、右手に持っていた重い荷物を、左手に持ち替えた」という事例は、「右手の動きをつかさどる運動系脳番地から、左手の動きをつかさどる運動系脳番地に変えた」という脳番地シフトの代表例です。

これも、前述の脳のオンとオフの切り替えの一種です。

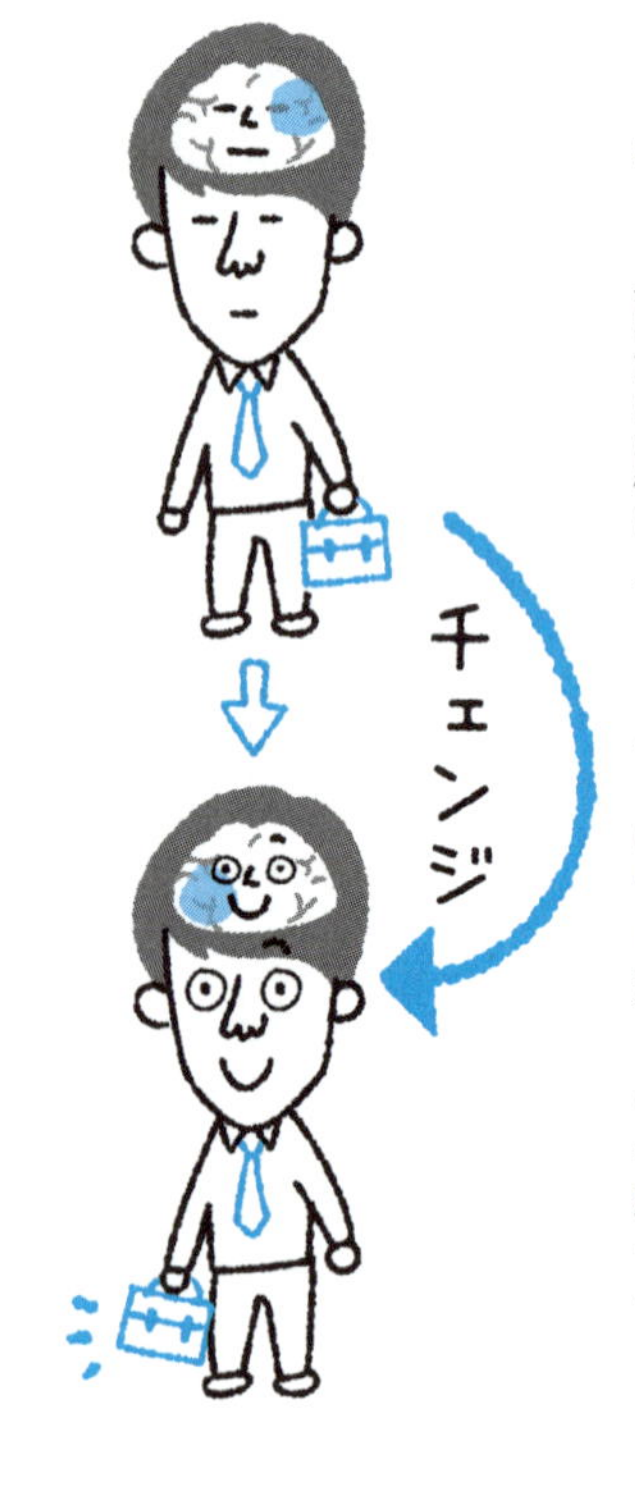

たとえば、

「大人数で会議をしたあとは、ひとりでストレッチをする」

「デスクワークを続けたあとは、静かな場所で目を閉じる」

「ひとりで作業をしたあとに、他人と世間話をする時間をつくる」

など、意識的に脳番地を変えることにより、脳をリフレッシュ（再びオンに）できます。

「座りっぱなし」など、同じ姿勢を続けている人は、「階段の昇り降りをする」「ストレッチをする」など、軽い運動をすると、違う脳番地を使うことができます。

運動系脳番地は、手、足、口、目など、体の各部位で細かく分かれています。座っているときには、足はそれほど動いていないので、歩けば運動系脳番地を使います。

黙々と仕事をしている人は、口の筋肉を動かしていないので、会話したり歌うことで、脳番地シフトができます。

目と耳の脳番地シフトの場合を考えてみましょう。

電話の応対をしている人は、聴覚系脳番地を使っているので、外に出て空を見てみたり、窓から遠くを眺めたりすれば、視覚系脳番地にシフトすることになります。

話したり文字を書いたりする言語活動は左脳が優位の作業ですので、脳をシフトさせたい場合は、右脳を使うようにします。たとえば、ペットと戯れたり、草花に水をやったりするような非言語活動の時間をもつとよいです。

仕事中も休憩中も同じ脳番地を使い続けると、脳の疲れが蓄積されます。

たとえば、パソコンなどのデジタル機器を使って仕事をしている人が、「休憩中にゲームをしたり、スマホを見たりする」のは、脳に負担をかける行為です。

デスクワークや勉強で使う脳番地と、ゲームやスマホで使う脳番地はほとんど違いがなく、脳番地シフトになっていないからです。ともに視覚や聴覚から情報が脳に入ってくるため、脳はその処理に追われて休むことができません。
各脳内番地をバランスよく使うことで、脳の疲労は回復しやすくなります。

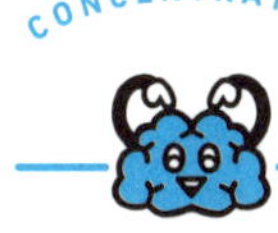

なかなかスタートできないのは、ゴールが決まっていないから

「やる理由」があいまいだと、やる気も集中力も上がらない

ここからは、具体的にどうすれば脳のオンとオフを切り替えることができるのかを紹介していきます。

ズバリ、その方法とは、

「自分自身で、自分の脳にオンとオフの指示を出す」

ことです。

「指示を出す」といっても特別なことをするわけではなく、**「『今からこれを始める』『この時間になったら終わりにする』と自分にいい聞かせる」**

のです。

「え？　いい聞かせるだけ？」と疑問に思われるかもしれませんが、**いい聞かせるだけで、私たちの脳は働き始めます。**

「始まり」と「終わり」をいい聞かせるときのポイントは、

「何のために、何を始めるのか」

という**「目的」**と、

「何時に、それを始めるのか」
「何時に、それをやめるのか」

という**「時間」を明確にする**ことです。

「なんとなく始める」「しかたなく始める」という否定的な態度ではなく、「今から、○○○○のために始めよう」と肯定的に脳にいい聞かせると、脳は集中しやすくなります。「やってもやらなくても、どっちでもいい」と思っている限り、集中できません。

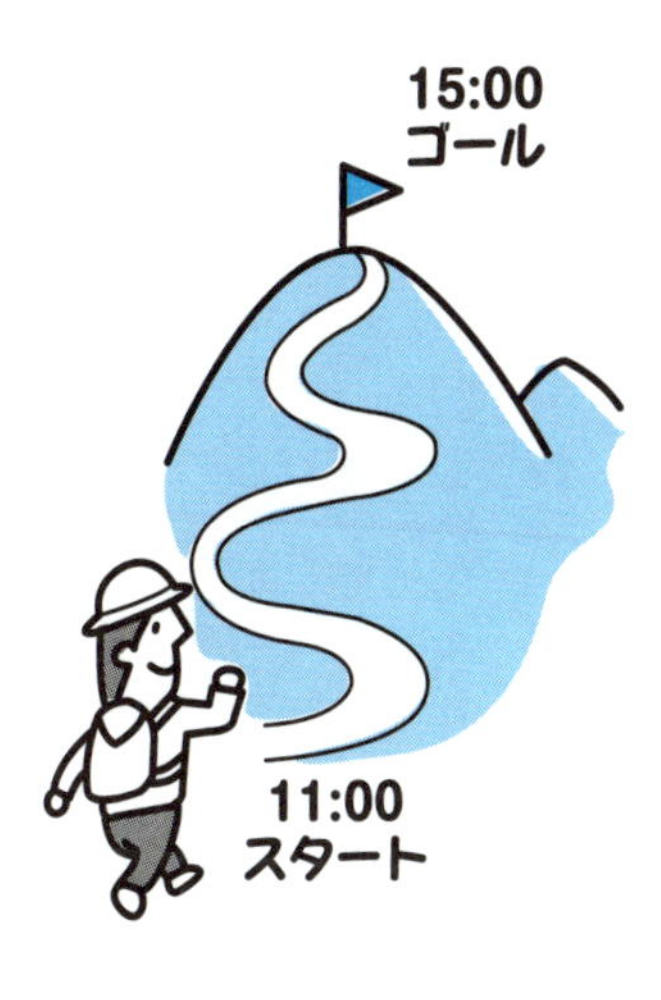

目的と時間を決めていますか？

目的が明確……目的が決まると、「これをするには、どの脳番地を使えばいいのか」が決まるので、集中できる。

一方、目的があいまいだと、脳が「どの脳番地を使っていいか」迷ってしまうため、オンになりにくい。集中している状態とは、「必要な脳番地がムダなく働いている状態」なので、どの脳番地を働かせていいのかがわからないと、集中できない。

時間が明確……記憶系脳番地が働くため、オンとオフが切り替わりやすくなる。記憶系脳番地は、覚えたり思い出したりするだけでなく、「スケジュールを決めて実行する」ときにも使われる。

どうしても人は、「もう少し寝ていたい」「お酒を飲みたい」「ゲームがしたい」といった短期的欲求（すぐに満たすことができる目先の欲求）に流されやすいものです。

やらなければいけないことを先送りにして**目先の欲求を優先してしまうのは、目的の解像度が低いから**です。


今から約7、8年前、近くの大学が英検の会場になったことを知り、いきなり思い立ち受験したことがあります。ですが、そのときの私は、目的意識が希薄（きはく）でした。**「なぜ自分は英検を取得したいのか」「英検を取得してどうなりたいのか」**が定まっておらず、「息子が受けるなら、自分も受けてみるか……」と、ゆるく、浅く、軽く考えていたのです。

「受験する」と決めた以上は、当日、手を抜くつもりはありませんでしたが、今も忘れません。時計が13時あたり手前を示した頃、英文を読んでいる最中に、ついに睡魔が襲ってきたのです。これは、人生初の経験でした。

私自身、「『なんとなく』で受けた試験でしたが、本番中に集中力もモチベーションも上がらないだけでなく、人生初の試験中の睡魔には、深く反省しました。

さらに、反省点を具体的にすると、「準1級まで合格していると、大学受験で選択肢が広がって有利だよ」と受験生には指導しているのに、いざ自分が英検を受けた後、どうするかを決めていなかったことでした。

「何を」と「いつから」を紙に書くと、ダラダラしなくなる

どんな人にでも「やりたくないこと」「気が進まないこと」をやらなければいけない場面があります。そんなときでも、「自分は〇〇のためにこれをやる」という**目的、理由が具体的であるほど、脳をオンに切り替えることができます。**

自分の中で目的が決まっていたり、「こんな自分になりたい」という目標がはっきりしていると、集中力は高くなります。

しかし、「今から○○○のために、×××をする」と意識するだけでは切り替えが上手にできないときは、**「やること」と「開始時間」を紙に書き出してみてください。**

「文字を書いて、それを見て、手と、目を使って目的を意識する」ことで、運動系、伝達系、視覚系、思考系の脳番地が働いて、「やるべきこと」に集中しやすくなります。

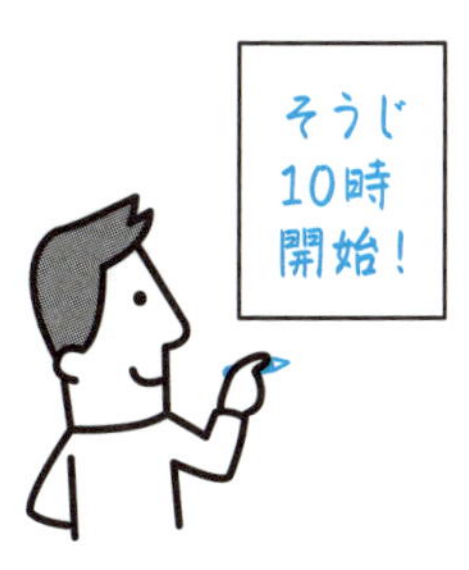

CONCENTRATION

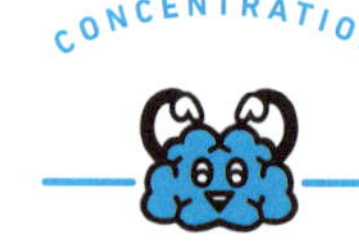

締め切りを決めれば、脳は集中し始める

脳は、「時間」を区切ったほうが覚醒する

ダラダラせず、やるべきことに集中して短時間で終わらせるには、「時間の区切り方」がポイントです。

時間を区切るとは、時間割をつくることです。「何時から何時までは、これをする。そのあと、何時から何時までは、これをする」と、**始まりの時間と終わりの時間を決める**ことです。

脳は、時間を区切ったほうが覚醒度（集中度）が高くなります。期間が決まっていなかったり、時間の枠が大きかったりすると、「まだ始めなくても大丈夫」と先送りしたり、「あれって、どうなっていたかな」とほかごとを考えやすくなったりします。

ですが、締め切りが決まっていると、締め切りが近くなるほど、集中度は高くなります。

「締め切りまであと10分しかないけれど、まだ仕事が終わっていない」とき、「あぁ、そういえば、あれもしないといけないな〜」「あぁ、空が青いなぁ〜」などと、余計なことに気を奪われることはないはずです。

時間割をつくるときは、仕事や勉強を**「量で区切る」よりも、「時間で区切る」ほうが集中力は高まります。**

量で区切るとは、「今日は参考書を10ページ読もう」「今日中に提案書をつくろう」といったように、「時間の枠を問わず、自分で決めた量が終わるまでやり続ける」ことです。

1時間で終わる仕事に1日分の余裕があると、「ゆっくりやっても大丈夫」「1日あれば余裕でできる」と甘えてしまい、結局、その仕事に1日費やしてしまいます。

1時間で終わる仕事は1時間できっちり終わらせる。そのためにも、量ではなく時間で区切るようにしましょう。

集中力は「量」で区切るよりも、「時間」で区切るほうが高まる
30分やろう
10ページやろう

大切なところです

時間を区切るメリット

- **締め切り**が決まると、脳はそこに合わせて集中力を発揮する
- 「締め切りまでは集中しよう」と、**行動のきっかけ**を自分に与えることができる
- 脳のオンとオフが明確になるので、**思考の切り替え**がスムーズになる
- 記憶をつかさどる海馬の働きがよくなるので、**記憶力がアップ**する
- 決められた時間内で終わらせるためには、「**どうやったらいいか**」**を考える**ので、思考系脳番地が鍛えられる
- 「計画を立てる」ときに**運動系脳番地が活発に働く**

集中力を引き出す「時間」の区切り方

時間を区切るときは、

「(1)予定始まりから終わりまでの時間を長くしすぎない」

「(2)予定と次の予定の間に時間をあけすぎない」

ようにすると、集中力を引き出すことができます。

予定の始まりから終わりまでの時間を長くしすぎない

締め切りまでの時間が短いほど、脳は集中します。集中力を保てる時間の目安は、

「**20分から40分**」です。

「苦手なこと、初めてやること」ほど、脳番地は早く疲れを感じるため、

「**得意なことは長め**」

「**苦手なことは短め**」に時間を区切りましょう。

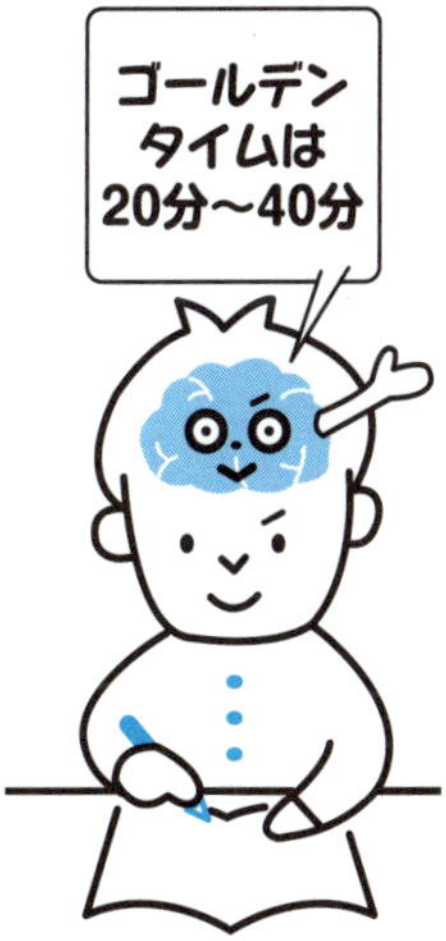

たとえば、「3時間かけて企画書を作成する」と、大きな枠組みで予定を立てるよりも、

「情報収集（**40分**）→小休憩（**3分**：43分経過）
→情報の再収集（**20分**：63分経過）→休憩（**10分**：73分経過）
→企画立案（**20分**：93分経過）→小休憩（**3分**：96分経過）

■集中力のゴールデンタイム

↓企画の再検討（**20分**：116分経過）↓休憩（**10分**：126分経過）

↓企画書のスライド作成（**40分**：166分経過）↓休憩（**4分**：170分経過）

↓推敲作業（**10分**：180分経過）」

といったように、企画書作成に必要な作業を細かく分けて時間を立てたほうが、集中力を維持できます。

大事なことは、漠然と集中力を求めるのではなく、**集中できる指標、目安を自分の脳に、積極的に与える**ことです。

予定と次の予定の間に時間をあけすぎない

時間を区切るときは、「予定と予定の間の時間をあけすぎない」ことも大切です。

たとえば、「10時〜11時まで資料作成（10時30分に一度、5分程度体を動かす）」という予定を組んだ場合、「11時以降の予定が決まっている人」と「11時以降はとくに予定が決まっていない人」では、どちらが資料作成に集中できると思いますか。

答えは、前者です。**次の予定が決まっている人のほうが高い集中力を維持できます。** 次の予定が決まっていると、「次があるので、延長できない。決めた時間内に終わらせよう」という意欲が生まれ、脳が活発に働きます。

私の場合も、脳をリフレッシュするための短い休憩以外、時間をあけることはありません。基本的にはあまり余白の時間をつくらず「何時からこれをして、終わったらこれをして、その次にこれをして……」と、スケジュールを隙間なく入れたほうが、一つひとつの仕事に集中できます。

やはり、1つの仕事のオンからオフまで高い集中力を維持するには、オフの次に何をするかをしっかり決めてからオンに入ることが大事です。

「休憩時間が短かったり、予定が詰まっていたりすると疲れるのではないか」と思われるかもしれませんが、次の予定が決まっているほうが疲れません。

「上手に小休憩をとって、脳をリフレッシュしている」

「多くの仕事を効率よくこなした達成感がごほうびになっている」

ためです。

脳は、「次」を決めているほうが、「いま」に集中できるのです。

■次の予定が決まっている
人のほうが、
集中力が高い

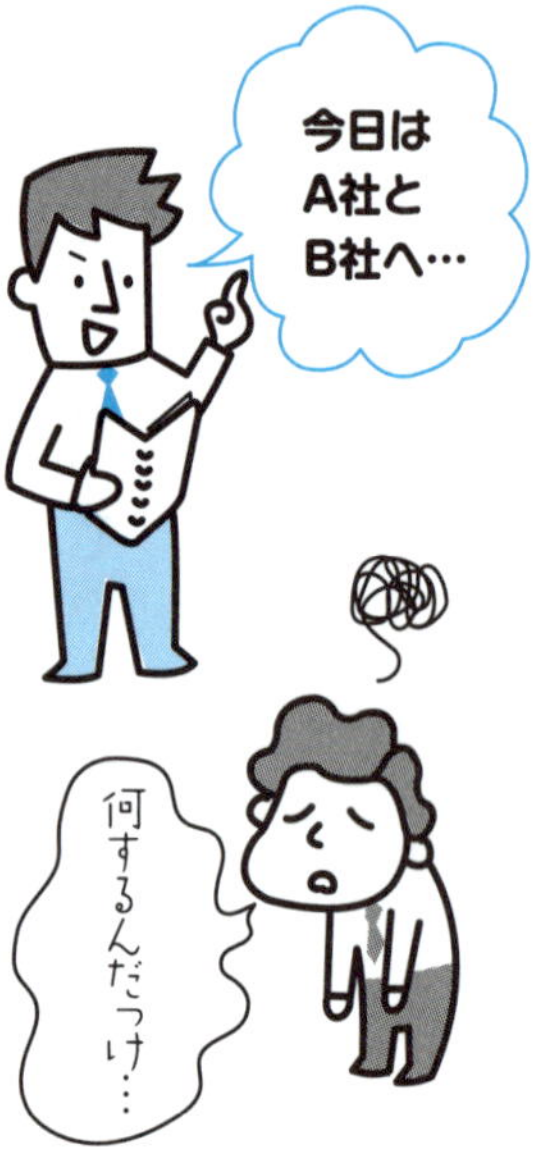

CONCENTRATION

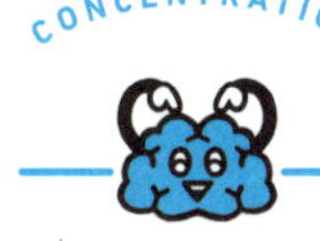

集中スイッチが自然とオンになる考え方

「やりたくない」という気持ちが集中力のさまたげに

前述したように、それをする目的、理由が明確であるほど、脳はオンに切り替わりやすく（＝集中しやすく）なります。

目的を設定するときのポイントは、

「**楽しさを見出す**」

「**自分にとってのプラスを見出す**」

ことです。

脳には、「**得意なこと、楽しいこと、好きなことはする。けれど、苦手なこと、嫌いなことはしない**」という特性があります。

「○○○をやらなければいけない。でも本当は、やりたくないし、面倒だ」と、ネガティブに解釈していると、脳番地同士の連携が悪くなって、集中力にブレーキがかかります。

一方で、

「○○○は、楽しい！」

「これは好きでやるんだ！」

「これをしているときは、ワクワクする！」

「これをするのは、自分にメリットがあるからだ！」

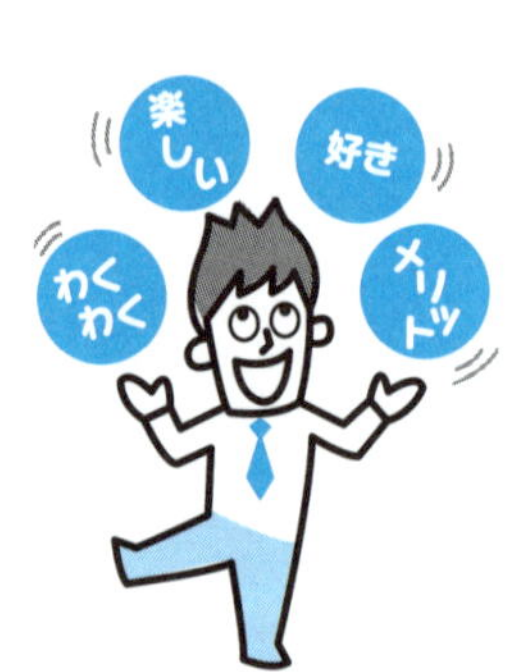

と、ポジティブな気持ちで向き合うと、「すぐにでも始めたい」「もっとやっていたい」という積極さが生まれて、集中力が高まります。

勉強でも、仕事でも、家事でも、「やらなければいけない」ことの多くは、「やりたくない（楽しくない）」ことです。だから、なかなか手がつきません。好きなこと、楽しいことなら、すぐに始められるはずです。

大切なところです

- **楽しいこと、やりたいこと**……脳がオンになる。集中力が持続しやすい
- **面倒なこと、やりたくないこと**……脳がオンになりにくい。気が散りやすい

「いまの自分」ではなく「未来の自分」に目を向ける

義務感は、やる気と集中力を奪います。「嫌だ」「面倒だ」と、不満ばかりでは、集中力が削がれます。

ですので、「やりたくないこと」をやるときは、

「それは、自分がしたいことである」
「自分にとって楽しいことである」

と意味づけを変えて、前向きな姿勢で取り組むことが大切です。

「やりたくないことをやりたいことに変えるなんて、できるの?」と疑問に思われるかもしれませんが、安心してください。誰にでもできます。

「やりたくない」を「やりたい」に変えるには、「いまの自分の好き嫌い」ではなく、**「未来の自分にとって価値があるか、ないか」に目を向ける**ことです。

目の前の嫌なことが嫌でなくなるには、やることがいずれ自分には大きな利益、得になることです。ですから、そのために、自分にもたらされる利益を探すのです。

「やりたくない」を「やりたい」に変える2つの工夫

やる以上は「何かを学ぼう」と考える

やりたくないことを先送りにしたところで、いつかやらなければなりません。やらなければいけないのなら、脳のスイッチをオンにして、集中力を高めて、すぐにやる。

そして「やる」と決めた以上は、

「自分にとってプラスになること」

を見つけるべきです

「勉強はしたくないけど、**やれば新しい知識が身につく。**だからやろう」

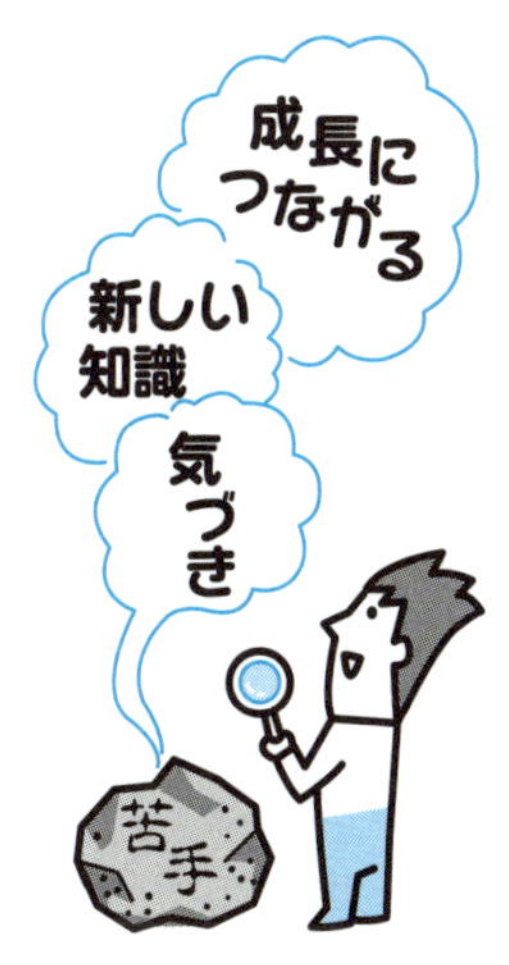

「この人と話をするのは苦手だ。だけど、**『そういう考え方もあるのか』という気づきを得る時間になる**はずだ。だからやろう」

「わざわざ時間を費やすのだから、何かを学び取ろう」という興味、関心を持つ。

「学び」を目的として取り組めば、嫌なことも、面倒なことも、苦手なことも、人生に起こるすべてが自己成長の材料になります。

脳にとっては、すべてがやる価値のあることです。「やりたくないこと」の中にも、必ず、新しい発見があります。

●「誰かの役に立つ」と考える

「それをすることで、誰かの役に立つ」と実感できると使命感が生まれ、やる気が明確になり、集中しやすくなります。

私の場合、新米医師時代の数年間は「させられ仕事」が多く、時間に追われていました。それでもやる気と集中力が切れなかったのは、医師としての職業倫理のみなら

ず、

「患者さんのためになんとかしたい！」

「患者さんの喜ぶ顔を見たい！」

という目的を持ち続けていたからです。「いつか誰かの役に立ちたい」という動機は、「いま」を集中する理由になります。

大丈夫ですよ
ありがとうございます
役に立ててよかった

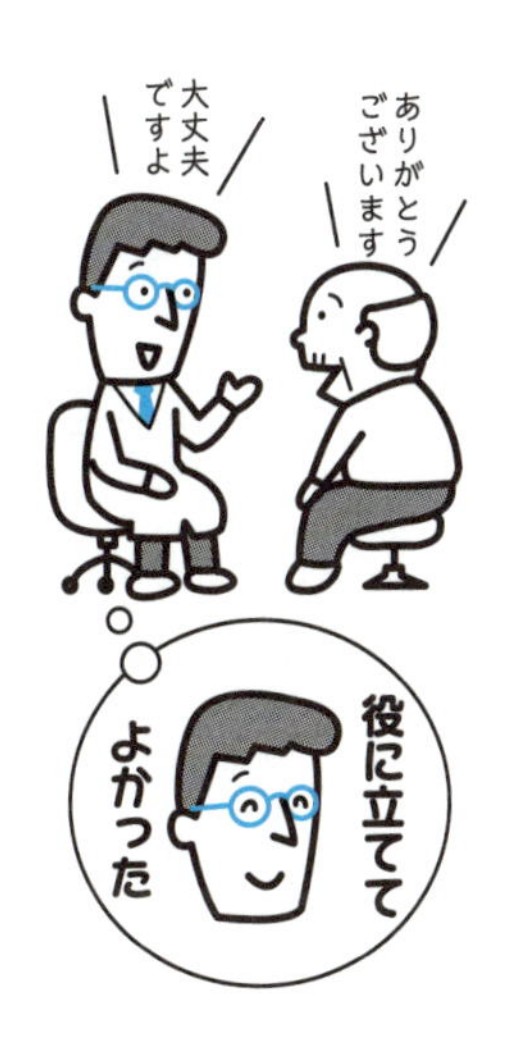

「こんなことは意味がない」は、ただの思い込み

脳には、**「アンコンシャス・バイアス」**という特性が備わっています。アンコンシャスは「無意識」、バイアスは「思い込み、偏見」の意味です。

何かをするとき、人はこれまでの経験、見聞、環境と照らし合わせて、「これは、こう」と無意識に思い込んでしまうことがあります。

「こんなことをやっても意味がない」「自分にはそれは向いていない」「面倒なだけでつまらない」という評価も、自分自身への偏見です。

「意味がない」「向いていない」「つまらない」という思い込みを取り除いて、

「それも学びである」

「それは誰かの役に立つ」

「どんなことも自分のプラスにできる」と解釈を変えると、「やりたくない」という感情を軽くできるはずです。

CONCENTRATION

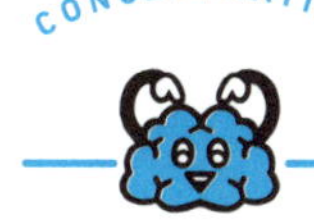

「好きなこと」を、「やりたくないこと」のごほうびにする

やりすぎなければ、ゲームは脳の準備運動になるの？

「勉強をする時間だけど、ゲームの続きをやってしまった」

「仕事を始めなければいけないのに、マンガの続きを読み始めてしまった」

など、やらなければいけないことを先送りにして、「やりたいこと」や「関係のないこと」を始めてしまった経験が誰にでもあるはずです。

驚かれるかもしれませんが、じつは、**勉強の前にゲームをしたり、仕事を始める前にマンガを読むのは、脳の働きという観点で考えると、「絶対にやってはいけない」とは言い切れない**のです。

理由は、勉強や仕事の前にゲームやマンガを楽しむことで脳番地が働き、**脳がアイドリング状態に入る**からです。

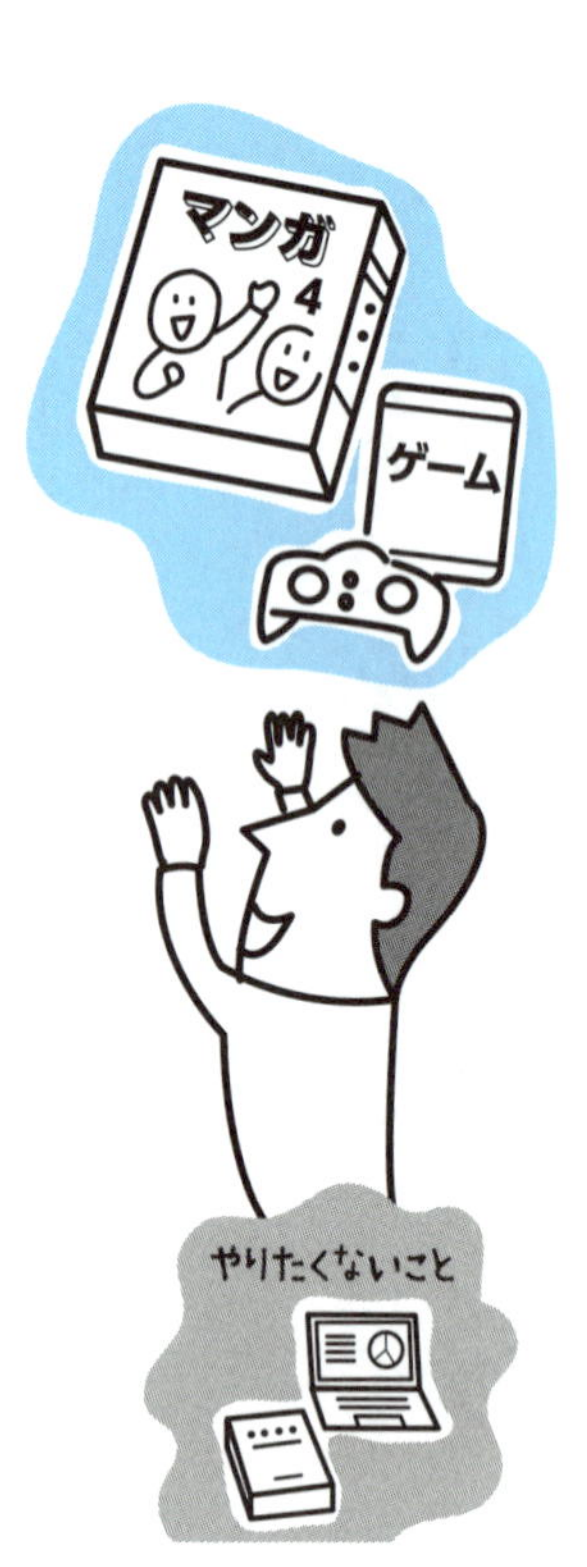

アイドリング状態とは、すぐに動き出せる状態のことです(クルマが信号待ちで停車しているとき、エンジンは最低限の回転数で動いています。あの状態がアイドリングです)。

ゲーム中は、「画面上の情報を処理する視覚系脳番地」「戦略を考える思考系脳番地」「コントローラーを操作する運動系脳番地」など、脳番地の一部が働いています。「目や手を同時に使うことがめったにない人」にとっては、ゲームは脳へのいい刺激になります。

マンガを読んでいるときも、視覚系脳番地や理解系脳番地が働いています。

つまり、**ゲームやマンガが、「やりたくないこと」に取り掛かるための脳の準備運動にもなる**わけです。

「ゲームをやり続けると、頭が悪くなる」は本当か？

ただし、ゲームやスマホ、マンガを脳の準備運動にするには、条件があります。

それは、

「いつまでもやり続けないこと」

「3分以内に切り上げること」

です。とくにゲームの場合、長時間やり続けると、おもに次の理由で脳に負担をかけてしまいます。

●ゲームをやり続けると、どうして脳によくないの？

理由①

ゲーム中は、眼球を固定して画面を近距離で凝視するため、ゲーム後に、文字や周囲を注視する力が弱くなります。そのため、サッカー選手が、試合のない日に、サッカーゲームをするのは、視点を変えて試合での自分の動きと対比するなどの思考のトレーニングになります。

しかし、試合直前までゲームをしていると、近距離で眼球固定を強いられていたのが、急に広い視野に目をむけることになるので、脳の準備運動としては真逆になります。

このように、ゲームを没頭した後の行動に影響を与えるので、**集中力をはっきりするためには、次にやるべきタスクを考えて、**ゲーム機を手に取る取らないを判断する必要があります。

このことは、ゲームだけでなく、集中力を効率的に生み出すために、とても重要なポイントなのです。

理由②

ゲームの最中は、視覚系ワーキングメモリが著しく使われるため、**脳の疲労を感じやすくなります。**ワーキングメモリは、作業や動作に必要な情報を一時的に保存・処理する能力です。

脳の一部が激しく使われると、使っていない脳番地まで疲労を覚えます。

理由③ 「ゲームをやりすぎると頭が悪くなる」といわれる根拠は、脳の一部分だけが強化されてしまうからです。

何度も同じことを繰り返すと脳番地は発達しますが、**ゲームでは脳の一部分が強化されるだけ**であって、それ以外の脳番地は成長しません。**脳を成長させるには、脳番地をまんべんなく使うことが大切**です。

理由④ ゲームには依存性があるため、ほかのことをするための脳の活動時間が削られてしまいます。特に注意しなければいけないのは、ゲームをしてからでないと勉強や仕事が手に着かないという症状です。

もし、そうであるなら、すでにゲーム依存と考えて対処すべきです。

「勉強を始めるまえに、3分間だけゲームをする。ただし、週に1回」というルールを決め、厳守できるのなら、ゲームをしてもいいと思います。

ですが、週に1回では済まなくなります。

さらに、**一度ゲームを始めると、途中でやめるのは難しい。**脳には「楽しさ」を感じると、それを繰り返そうとする性質があるため、たいていの人はゲームを続けてしまいます。

そして、「もうちょっとだけ」「このステージがクリアするまで」とプレイ時間が長くなるにつれて脳は疲弊し、その後の勉強や仕事に悪影響を及ぼすのです。

「やりたいこと」は、あと回しにするのが正解

「やりたいこと」「好きなこと」がある場合、勉強や仕事の「前」ではなく、「あと」に回すようにします。

「やりたいこと」「好きなこと」を
「自分へのごほうび（報酬）」
にするのです。

やるべきことをやったあとに、「自分に対してごほうびをあげる」ようにすると、「ごほうびをもらうために頑張ろう」という意欲を高めることができます。

人間の脳には、報酬（ごほうび）に反応する神経細胞があります。この神経細胞は、ごほうびを受け取ったときだけでなく、**「ごほうびを受け取る前」「報酬を期待しているとき」**や**「ごぼうびがもらえるとわかったとき」**にも、ドーパミン

という物質を分泌します。

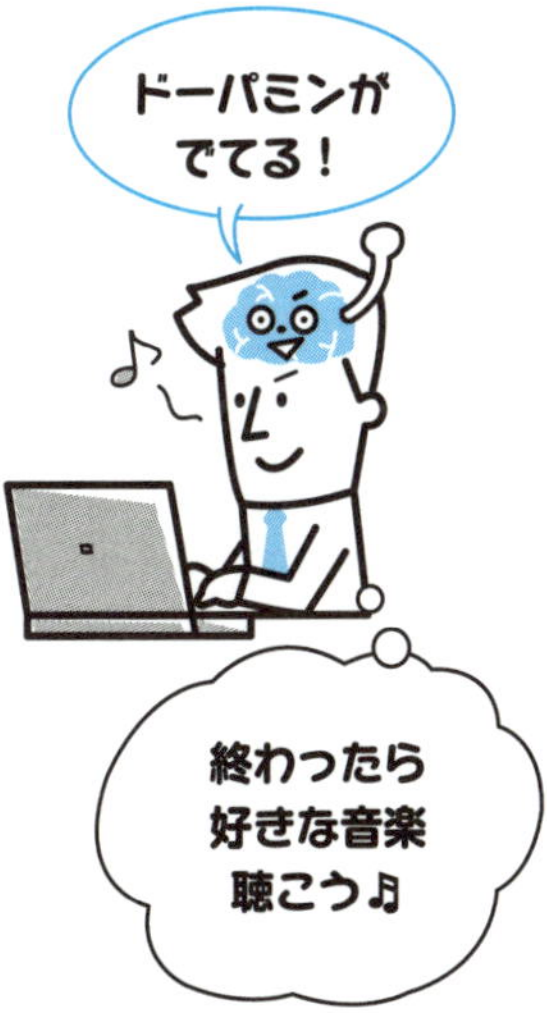

ドーパミンは意欲を生み出す役割を担っているため、

「今日1日仕事を頑張って、夜は好きなドラマを見よう」

「この勉強を終えたら、好きな音楽を聴こう」

など、**「やり終えたあとのごほうび」を設定すると、その期待感から**
やる気が生まれます。

CONCENTRATION

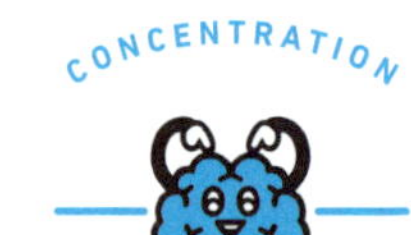

ごほうびの設定次第で集中力が加速する

脳にとっての一番のごほうびは「達成感」

ごほうびは、やりたくないこと、面倒なことをやるときの動機づけです。

「馬の鼻先にニンジンをぶら下げる」と、ニンジン（ごほうび）をもらえたときの喜びを想像して、脳は意欲的になります。

ごほうびには、食事、お金、旅行、品物といった「目に見えるごほうび（物理的な報酬）」だけでなく、

「やり遂げることができて嬉しい」

「ほめられて嬉しい」

「新しいことを学べて嬉しい」

など、「目に見えないごほうび（心理的な報酬）」もあります。

では、さまざまなごほうびの中で、脳が一番喜ぶごほうびはなんだと思いますか。

脳にとっての一番のごほうびは、物品やお金でも、ゲームやマンガでもなくて、

- **「新しい情報を知ることができて嬉しい」という満足感**
- **「早くやり終えて嬉しい」という達成感**

です。

- **新しい情報を知ると、脳は喜ぶ**
- **勉強をする**

←

●新しい知識が身につく
知らなかったことがわかるようになる
できなかったことができるようになる

●「嬉しい！　もっと知りたい！」（満足感）
←
●さらに勉強したくなる
←

●予定より早く終わると、脳は喜ぶ
●上司に言われた仕事を、期日前に提出できた
取引先から提示された課題に、すぐに対応できた
←
●「予定よりも早く終えることができて、嬉しい！」（達成感）

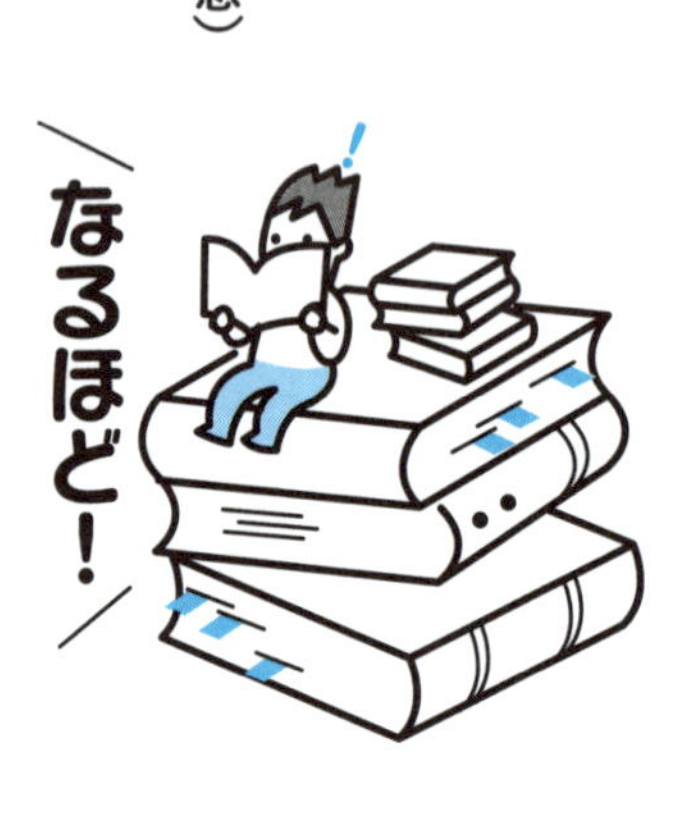

● もう一度同じ喜びを得たい一心で、「めんどくさい」「やりたくない」とは思わなくなる

脳には、

「ごほうびをくれる行動を繰り返したくなる」
「同じ喜びを再現するように働こうとする」

という特性があります。

1日早く
できたから
A社の案件
もやっておこう

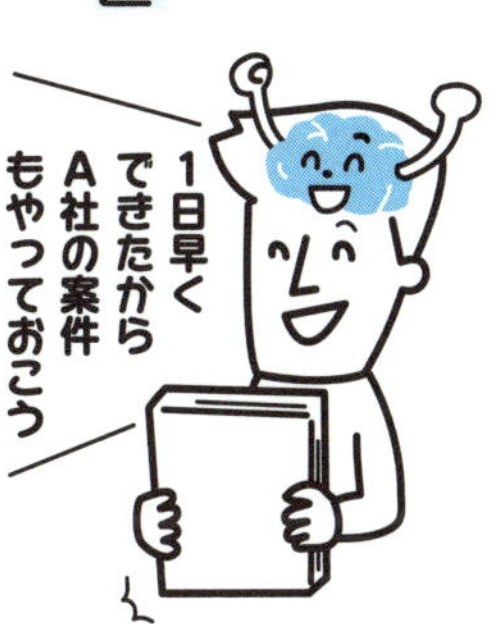

知識欲や達成欲が満たされて、

「やりたくないことこそ、やり切ると嬉しい」
「どんなことでも、学びが得られる」
「『自分にはできない』と思っていたことでも、案外できる」

ことがわかれば、「めんどくさい」「やりたくない」を解消できます。

何かを始める前に、「面倒だな」「やりたくないな」という気持ちがもたげて来たら、

「でも、早く終えたら嬉しい！」
「それでも自分のプラスになる！」

と思い直してみてください。

また、「目に見えるもの」ばかりごほうびにすると、ごほうびを得ることが目的になってしまい、「ごほうびがないと、やらない」という状況に陥ることがあります。

飲酒、喫煙、ギャンブルなど、脳への作用や依存性が強いものではなく、**達成感や満足感をごほうびに設定する。**すると脳は自発的に集中し始めるため、仕事や勉強への集中力を失うことはありません。

CONCENTRATION

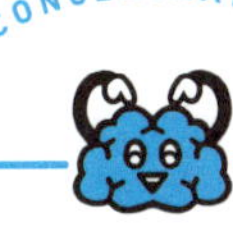

「できないこと」はあと回し「できること」から先にやる

作業を分解して、物事の「輪郭」と「中身の構造」をはっきりさせる

「やったことがないこと」や「できそうにないこと」をやるときに集中力が途切れやすいのは、脳の特性が関係しています。

やったことがないと集中力が出ないのは、なぜ？

理由① 手順やプロセス、解決策がわからないから。「どうしたらいいのか、どうやったらいいのか」が理解できないと、脳番地が働かなくなります。

理由② やったことがないため、それをやるための脳番地の連携（脳内のネットワーク）が存在していません。

理由③ 脳の容量は無限ではないので、常に情報の取捨選択をしています。「好きなこと、興味のあること、過去に見聞きしたこと」は受け入れやすく、そうでないことは受け入れにくくなります。

では、どうすれば「やったことがないこと」や「できそうにないこと」に集中できるのでしょうか。キーワードは、

「分解」

です。

作業を「分解」して手順を組み立てる

「何から始めていいかわからない」「何をどの順番でやればいいのかわからない」場合は、脳は集中力を発揮できません。そんなときは、手順を分解してみましょう。

「最初に何をして、次に何をして、その次に何をして、最後に何をすればいいのか」

「やり遂げるまでには何段階あって、各段階で何をすればいいのか」

がわかれば見通しが立ちます。

手順を明確にすると、理解系脳番地の働きがよくなります。

たとえば、「お手玉のやり方がよくわからない」のなら、動作を分解してみることです。

①両方の手にお手玉を1個ずつ持つ
②右手に持ったお手玉を投げ上げる
③左手のお手玉を右手に移す
④『右手で投げ上げたお手玉』を左手で受け取る

と、4つに分解すれば、手順を理解できます。

最初はゆっくりでいいので、①から④までの動作を繰り返していけば、やがて脳番地の連携がスムーズになって、動きのスピードも速くなります。

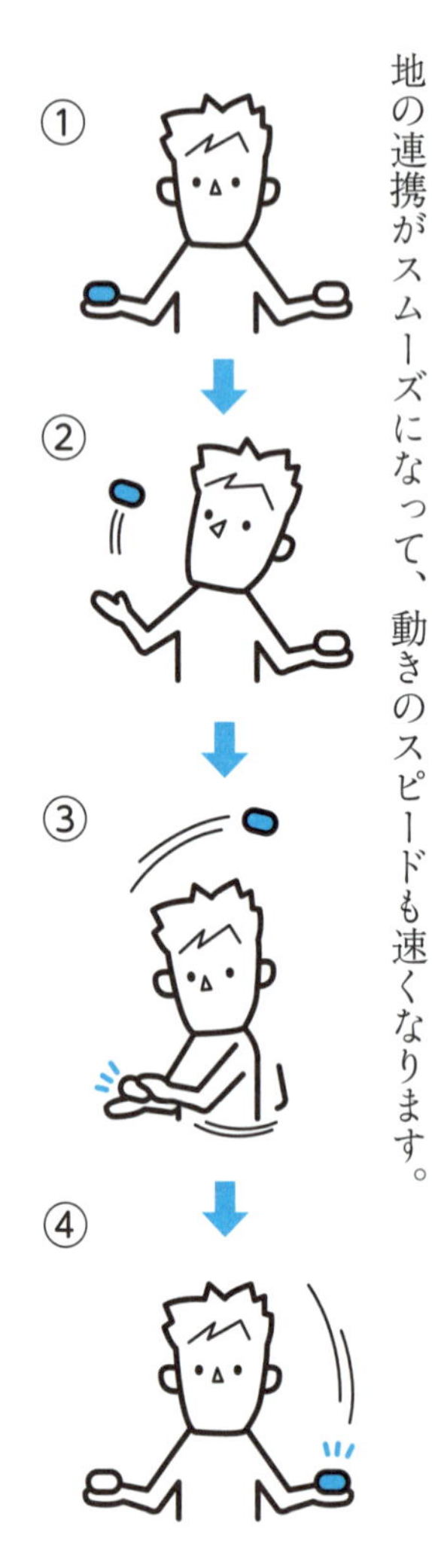

作業を「分解」して「できる」「できない」を見積もる

作業を細かく分けて観察してみると、すべての作業が「嫌い」「苦手」なわけではなく、**苦手な仕事の中にも、「興味を持てる作業」「得意な作業」「できる作業」がある**ことがわかります。

「何もかも、すべてが嫌いなわけではない」「苦手な作業の中にも、できることがある」ことがわかれば、脳はオンに（集中状態に）切り替わりやすくなります。

「できること」と「できないこと」を分けたら、**最初に「できること」から取り掛かります**。

「できないこと＝脳の準備ができていないこと」なので、できないことをやろうとすると、集中力は発揮されません。

私自身、接したことのないテーマの本を読むときは、苦手意識が芽生えます。そんなときはどうしているかというと、「わかりやすそうな箇所」「興味が湧きそうな箇所」から読み始め、「わからない部分はあと回し」にしています。

理解しやすい内容を先に押さえておけば、理解系脳番地や思考系脳番地が働くため、難しい内容にも取り組みやすくなります。

「やったことがないこと」「できそうにないこと」に対処するには、できないことを無理やり実行するのではなく、**作業を分解して、「今の自分にできること」から取り掛かる**ことがポイントです。

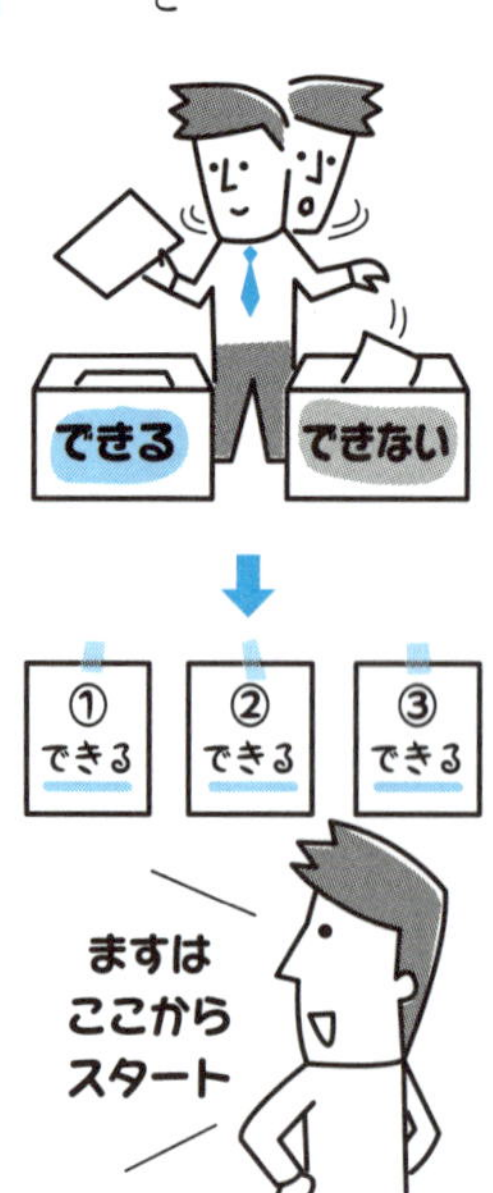

作業を分解するときは、**「手書き」で書き出す**と、視覚系脳番地、運動系脳番地が刺激されて、手順が見えやすくなります。

手順を書き出し、1つの作業が完了したらその項目を消す。すると、リストの項目を消したことに達成感を覚えて、作業に取り組む姿勢が能動的になります。

「やり終えた」という達成感は、脳にとって最高のごほうびです。

「やりたくない理由」も分解して考える

「やりたくない」「集中できない」と思ったときは、

「どうしてやりたくないのか」

「どうして気が散ってしまうのか」、その理由を考えてみましょう。

理由がわかると、対策を立てやすくなります。

たとえば、体調が悪くて集中できないとき。

体調不良の原因が「花粉症」で、「鼻水の症状が出て、集中力が保てない」のなら、耳鼻科に通う、目薬や鼻炎薬を使用する、空気清浄機を購入する、マスクをするなどの処方箋（せん）が考えられます。

「周囲の騒音がうるさくて集中できない」のなら、場所を変える。

「やることがたくさんあって、どれから手をつけていいかわからない」のなら、優先順位を明確にする。

「やりたくない」「集中できない」と感じたら、理由に目を向けることが大切です。理由を把握することで、解決への糸口を見つけられることがあります。

CONCENTRATION

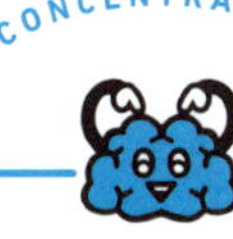

「ここ一番」に集中できないのは、準備のしかたに理由があった！

練習でできないことは、本番でできる可能性が低い

「新しいこと」「やったことのないこと」「先が読めないこと」に取り掛かるとき、脳は集中力を失うことがあります。どの脳番地を使っていいか判断できないからです。

たとえば、初デートのときにドキドキするのも、試験の前に緊張するのも、「どうなるか予想ができない」「うまくやれるかわからない」ことが理由です。

一方で、**「何度もやっていること」「やり方がよくわかっていること」**を

するとき、脳はストレスを感じません。私たちの脳は、同じ動作を繰り返し続けていると、何も考えなくても自動的にその動作を完結できるようになります。

こうしたプロセスを私は「**脳の自動化**※」と呼んでいます。

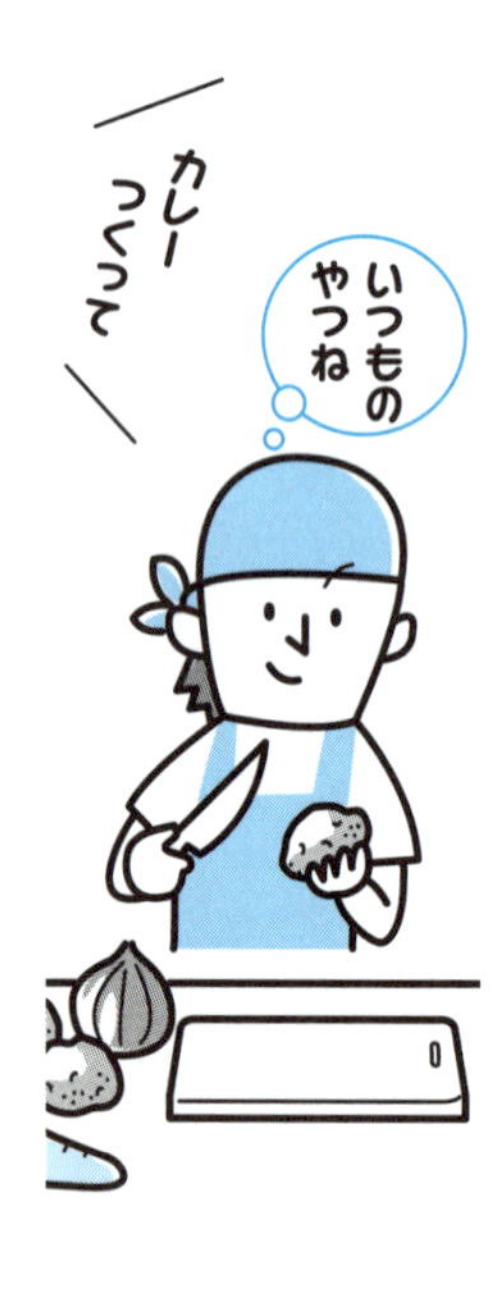

※脳の自動化……同じ動作を繰り返していると、体が勝手に動くようになる脳のしくみ。脳のムダな血流を上げずに、高いパフォーマンスが発揮できる。脳は「より負担のかからない状態を選ぶ」ため、自動化された脳は、ムダな動きをしなくなる。

外出する際、無意識のうちにテレビを消したり、ガスの元栓（もとせん）を閉めたり、ドアの鍵を掛けるのも、自動化です。

毎朝、当たり前のように行っている歯みがきも、「ここをこう動かして、次はこう動かす」などと考えずに行えるのは、自動化しているからです。

前述したお手玉も、何度も練習を繰り返すと自動化されて、作業手順を追わなくてもできるようになります。

スポーツ選手が同じ練習を繰り返すのは、自動化のためです。

「あれこれ考えなくても、体が無意識に動くようにするため」です。

試験でもスポーツでも、本番で力を出し切るには、「本番を想定して練習をすること」が必要です。

沖縄県の興南(こうなん)高校野球部は、国内屈指の強豪チームとして知られています。

以前、我喜屋(がきや)優(まさる)監督にお話をうかがう機会がありました。興南高校野球部の練習は独特で、たとえばバッティング練習をするとき、投手とホームベースの距離を通常よりも短くして、時速１５０ｋｍのスピードを意識して練習しているそうです。

距離を短くすることで、バッターには短い時間で「ボールを見極める力」や「速球への対応力」が必要になります。練習で時速１５０ｋｍのボールを打ち返せなければ、本番でもできない可能性が高くなります。

練習によって体の動きが自動化できていれば、本番でも同じパフォーマンスを発揮できる。だからこそ強豪チームほど、常に実戦を想定した練習をしているのだと感じました。

「自動化」に頼りすぎると、脳の成長が止まってしまう

脳の自動化には、「脳のエネルギーの消費を少なくする」「脳に負担をかけずに結果を出す」といったメリットがあります。

ですが、デメリットもあります。自動化は脳が勝手に働く反応なので、**脳に新たな刺激を与えることができません。**新たな刺激が加わらなければ、脳の成長は止まってしまいます。脳の成長をうながすには、新しい課題に取り組むことが重要なので、**自動化された行動に頼りすぎないことが大切**です。

スポーツ選手であれば、反復練習にプラスαの要素を取り入れてみる。ビジネスパーソンであれば、ルーティンワークを見直してみるなど、漫然（まんぜん）と同じことを繰り返さないよう新しいことにチャレンジすることが大切です。

脳の自動化を見直すには、「超スローモーション作戦」が効果的

「超スローモーション作戦」とは、日常素早くやる動作を、**可能な限りゆっくりと、小刻みに、連続で**行うことです。

超スローに動くためには、動作の1コマ1コマに集中力が必要になります。

たとえば、1秒で行える動作を、100秒で行うと、時間は100倍かかりますが、その間の集中時間も100倍になります。

集中時間が延びることによって、動作のわずかなズレや、足りなかった部分に気がつきやすくなります。

一流の仕事をしている人は、他の人よりも多くに気づいている人です。つまり、同じ動作であっても、1秒分を100倍にして理解し、考えたりできるのです。

COLUMN

先生、教えて！

「本当の集中力」の話③

Q. 仕事や勉強の最中に音楽を聴くと、集中力は低下しますか？

A. 低下します。作業中に音楽を聴くと、「脳が旋律や歌詞を追いかけてしまう」ため、脳の情報処理負担が大きくなります。

音楽を聴きたいなら、「音楽を聴きながら作業をする」よりも、**「休憩時間に音**

楽を聴く」ほうが集中力を高めることができます。音楽が「脳番地の準備体操」になるからです。

たとえば、**眠気を感じたときは、休憩中にアップテンポの曲を聴く**。リズムは「運動系脳番地」に影響を与えるため、アップテンポの曲を聴くと気持ちが高揚したり、眠気を覚ますことができます。

反対に、**焦っていたり、忙しさを感じたりしているときは、スローテンポの曲を聴く**。スローテンポの曲には、興奮を抑える作用があります。「好きな曲」を聴いてもいいでしょう。「好きな曲」にも心理的な負担を取り除く効果が期待できます。

次の予定が「取引先でのプレゼン」なら、「聴き慣れた日本語の曲」を聴く。すると、言葉を操る伝達系脳番地を刺激できます。

私の場合、元気を出したいときは、中島みゆきさんの『アザミ嬢のララバイ』を聴いて「感情系脳番地」を刺激し、執筆など、クリエイティブな作業をしているときは、エンヤ（アイルランドの歌手）のアルバム『メモリー・オブ・トゥリーズ』を聴いて「思考系脳番地」を刺激しています。

「無音だと集中できないので、どうしても作業中に音楽を聴きたい」という人は、**「ボーカルの入っていない知らない曲」**や**「外国の曲（自分の知らない言語の知らない曲）」**を聴くようにすると、歌詞に気を取られません。

Q. **着る服によって集中力は変わりますか？**

A. **個人によります。**
集中したり、リラックスできる服を用意しておきましょう。

「着る服によってその日の気持ち、気分が変わる」という人も多いと思います。洋服を着替えることで脳番地の切り替えをうながすことができるので、洋服の選択に意識を払うことも大切です。

スポーツ選手であれば、普段着よりユニフォームを着たほうが動作性もよく、集中できるケースが多いでしょう。

一方、不登校で悩んでいる学生は、制服を着たとたん、集中力が低下するおそれがあります。

私の場合、締めつけが強かったり、肌触りが悪かったりすると集中力が削がれてしまうため、見た目以上に、「窮屈さを感じさせない洋服」「着慣れている洋服」を選んでいます。

また、オレンジや赤など、明るい色のほうが元気が出て、その分集中しやすくなります。

人前に出るときには、カジュアルよりフォーマルな方が、集中力が上がります。

その場に合った服を用意することも、集中できるコツです。

Q. 「目標を達成した自分の姿をありありと思い浮かべると、集中力が発揮される」と聞いたことがあります。本当ですか?

A. 本当です。脳には目標に適応しようとするしくみがあります。

人間の脳には、環境や自己目標に適応しようとするしくみがあります。

ですから、明確なビジョンであればあるほど、

「イメージ通りに実行しようとする」

「目標を達成するために、必要な情報を集めようとする」

という脳のしくみが強く働きます。

ですから、「こうしたい」という目標を、何日も繰り返し書いたり、ひとり言で話したりすることで、**無意識に脳が、「目標を達成した自分の姿」に向かって、働きやすく**なります。

注意しなければならないのは、本当に実現したい自分と相反した行動や、別な目標を持つと、利益相反を起こして、結果的に、脳の集中力は低下します。

「能動的に取り組む」「モチベーションが上がる」「やるべきことが明確になる」などの効果も期待できるように、目的を厳選することも、脳の集中力を向上させることになります。

Q. 部屋の温度・湿度や明るさも、集中力に影響を与えますか？

A. 与えます。室温は、暑すぎても寒すぎてもダメ。照明は暗いとダメ、です。

作業環境が暑すぎても寒すぎても、集中力が下がります。自律神経や交感神経が刺激され、心拍や血圧が上がり、集中力を保てなくなるのです。

たとえば、学校の教室。２０２２年（令和４年）４月１日に施行された文部科学省の「学校環境衛生基準」では、教室の環境について「18℃以上、28℃以下であることが望ましい」とされています。

年齢、体質によって温度の感じ方には個人差があるので、「**18℃以上、28℃以**

下」を基準にして、自分が快適だと思える室温に調整しましょう。

また、集中して作業するには、十分な明るさが必要です。照明が暗いとメラトニンの分泌が促進されて眠気を誘います。

光の色には個人の好みがありますし、目から受ける刺激に対する感じ方も人それぞれです。したがって「このくらいの明るさにすると集中力が上がる」とは断言できませんが、一般的に、青みの強い光（色温度が高い）には脳を集中させる作用があり、赤みの強い光（色温度が低い）は気持ちを落ち着かせる傾向があります。

脳を働かせたい場合は「**色温度が高い照明（白い色／蛍光灯の色）**」のほうが向いています。

また、部屋全体の照明だけでは机上の明るさがたりないため、明るさを補うためデスクライトを追加するといいでしょう。

Q. 香りと集中力の関係について教えてください。好きな香りを嗅ぐと集中力は上がりますか？

A. 香りの作用で前頭葉の思考系脳番地の働きを変えることができます。

たとえば、「カルダモン」や「ラベンダー」の香りには血管拡張作用があるため、血流がよくなります。**血流がよくなると、脳に新しい酸素が巡る(めぐ)ので集中力が高まります。**

「勉強や仕事を始める前」や「休憩中」にこうした香りを嗅ぐと、集中力アップやリラックス効果が期待できます。大事なことは、自分にとって心地よく、すっきりする香りを経験的に知って、使いこなすことです。

●集中力を引き出す香りの例

カルダモン、ラベンダー、ユーカリ、ティーツリー、ブラックペッパー、ペパーミント、レモン　など

第4章

努力に頼らない「集中脳」の整え方

脳の特性を利用して、脳が働きやすい状態にしよう

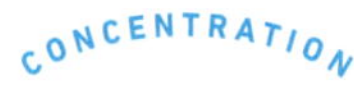

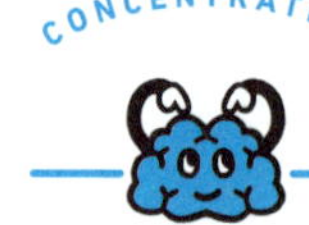

集中したいときは、怒りっぽい人のそばにいてはいけない

習慣や環境を変えると、脳は集中しやすくなる

集中力は脳がつくり出しています。

自分の脳の得意、不得意を理解して、あまり使ってこなかった脳番地を鍛え、よく使っている脳番地をさらに伸ばすことが、集中力アップの要件（必要な条件）です。

ですが、「脳番地を鍛えておけば、いつでもどこでも、100パーセント集中力を発揮できる」わけではありません。

集中力を発揮するには、脳を成長させると同時に、**「自分のコンディション（心身の状態）を、脳が働きやすいように整える」「脳が働きやすい環境に身を置く」**ことも重要です。

脳は、環境や状況に影響されます。とくに、右脳は環境の変化を左脳よりも的確にとらえるので、気がつかないうちに周囲の影響が自分の行動に出ます。

ですから、**集中するためには、右脳が受け取る情報をコントロールする必要があります**。

たとえば、目に入ってくる光の強さ（部屋の明るさ）によって、脳の働き方は変わります。視覚系脳番地が成長している人でも、薄暗い部屋では文字が見えにくくなるため、せっかくの力を発揮できません。

睡眠不足が続けば、脳の老廃物（認知症に関わるアミロイドβ、タウタンパクなど）が排出できなくなって、脳の働きが弱くなります。

また、海馬（短期記憶に関連する記憶系脳番地の中枢）が衰えて記憶力が低下したり、ドーパミン（意欲に関係する神経物質）の分泌が低下してやる気が出なくなります（脳と睡眠については後述します）。

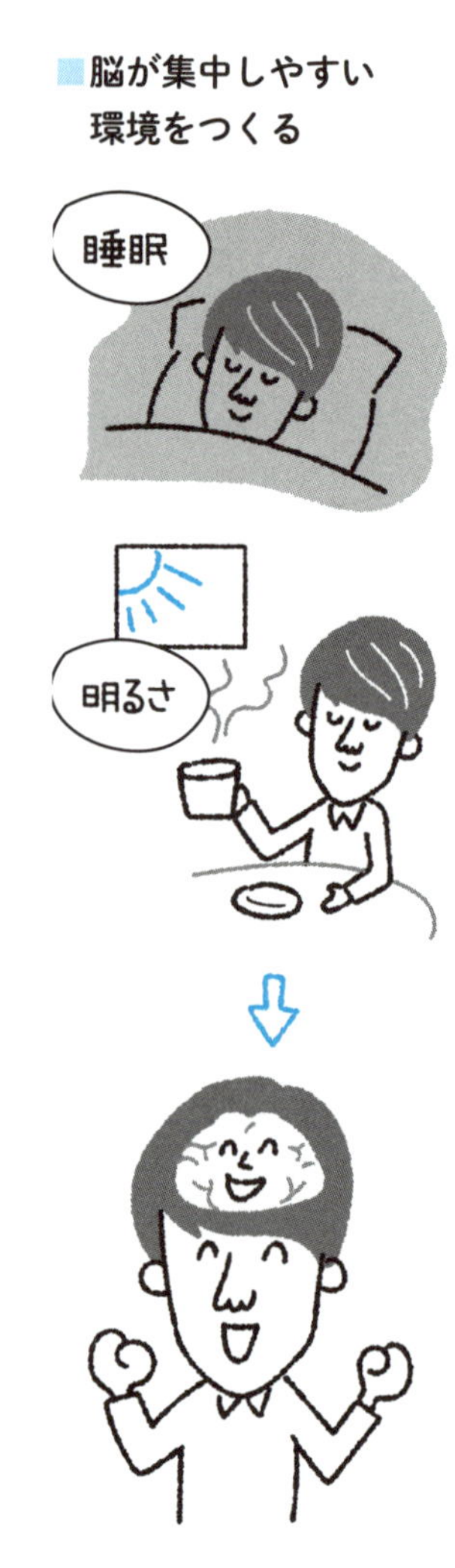

加えて、緊張も集中力の大敵です。「大勢の前でスピーチをする」「試験を受ける」「大事な試合に臨む」など、極度に緊張を強いられる場面では、集中力を発揮できないことがあります。

ほどよい緊張感は思考を活性化し、行動のモチベーションをもたらしてくれますが、緊張によるストレスが過剰になると、脳の働きが悪くなります。

怒りっぽい人は、あなたの集中力を奪う人

あなたの近くに、怒りっぽい人はいますか?

「いる」なら要注意です。

怒りっぽい人が近くにいる環境は、集中しにくい環境です。

「怒り」という感情は、まわりの人に伝染しやすい。右脳にある感情系脳番地が働いて、他人の気持ちを感じ取るからです。

怒っている人がそばにいると、自分も怒りを感じたり、不快感を覚えます。すると脳の血流が過剰に増えて、集中力が途切れたり、左脳の言語処理能力が弱くなるため、適切な判断ができなくなるのです（反対に集中力の高い人のそばにいると、自分の集中力も上がりやすくなります）。

脳を鍛えるのはもちろんのこと、小さな習慣の変更や作業環境の改善によって、集中力を発揮する（つまり、脳番地同士の連携をスムーズにして、脳の働きをよくする）ことができます。

集中力を発揮、維持するためには、脳のトレーニング以外にも、**生活習慣や環境**

を整えることが大切です。自分が集中できない原因を知って改善をすれば、脳の持つ力を効率よく使うことができるようになります。

「脳のトレーニングをしたり、体調を整えたり、環境を見直したり、集中力を高めるのはひと苦労だ」と思われるかもしれませんが、大丈夫です。

この章でこれから紹介する「集中力を高めるコツ」を知れば、少しの工夫で、いままで以上の集中力が手に入ります。

次へ

CONCENTRATION

「いまの自分」が集中できないのは、「過去の自分」に原因がある

集中力は「過去」からやってくる

集中力は脳が生み出している一方で、じつは、「過去からやってきている」と考えることができます。

どういうことだと思いますか。

「過去からやってくる」とは、

「今日よりも前に自分がしてきた習慣（＝過去）に影響を受けている」

という意味です。

「いまの自分」が集中できない原因は、「過去の自分」にあります。

たとえば、睡眠不足のとき。

「昨夜、徹夜をしたため、眠くてしかたがないとき」は、集中力を発揮できません。

この場合、**昨夜の出来事が「いま」に影響を及ぼしている**ことがわかります。

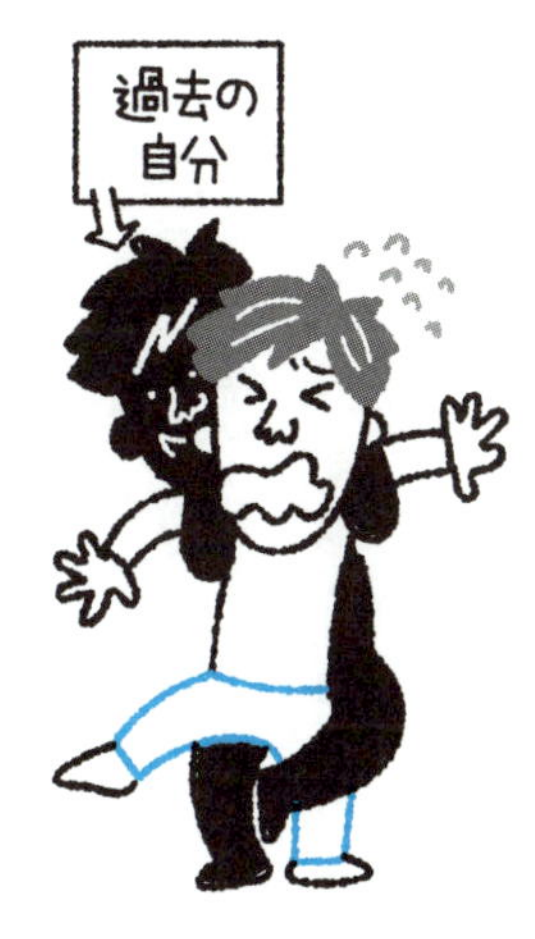

夕食をとる時間が遅い人（あるいは夕食から寝るまでの時間が短い人）は、入眠時に食物の消化が済んでいません。すると脳は、睡眠中も腸との連絡を密に取ろうとするため、休息できません。

「遅い時間に夕食をとる」という前日の悪習慣が「翌日の自分の脳」に負担をかけているわけです。

在宅勤務で歩く距離が激減している人も、認知機能が低下しがちです。

歩くことは単なる動作ではなく、新たな刺激を得ることです。そしてその刺激は、脳の成長をうながします。

歩けば歩くほど、脳は活性化されていきます。ということは、歩かなければ歩かないほど、脳の健やかさが失われていくわけです。

運動不足だと、筋肉だけでなく集中力も衰えてしまいます。いま、集中力が上がらないのは、「普段、歩いていないこと」が原因かもしれません。

スマホの見過ぎも、脳の使い方の偏りに影響します。「遠くを見ない」「人との接点を持たない」「覚えない」「話さない」「運動しない」ため、脳全体の成長バランスが悪くなります。

スマホの画面を見ているときは視覚系脳番地を使いますが、視覚系脳番地は脳の各部位をバランスよく活性化させることができません。

したがって、スマホばかり見ていると柔軟に理解系や思考系の脳番地を使うことができず、スマホ画面を見続けることに流されて、日常生活に支障をきたします。

このように、これまでの小さな積み重ねや生活習慣が「いまの自分の脳の働き」に影響を及ぼしています。

脳のしくみを壊す生活を続けていると、脳は正常に作動しません。

「集中したいときに集中できる脳」を手に入れるには、生活習慣を見直すことが大切です。

「規則正しい生活周期に戻し、暴飲暴食はせず、適度な運動をする」ように心がけると、脳の機能やパフォーマンスは向上してきます。

CONCENTRATION

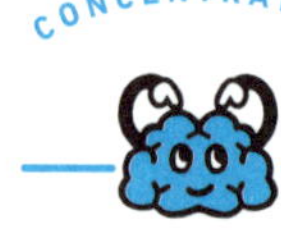

1日でもっとも大切なのは、「睡眠時間」である

徹夜で頑張るより、さっさと寝たほうが結果は出る

私は、30代から40代にかけて、**「人生最大の失敗」**をしています。それも一度だけでなく、何度も、何度も。

その失敗とは、**「研究に夢中になるあまり、睡眠時間を削っていたこと」**

です。

当時の私は、「脳にとって睡眠が大切である」ことを理解する一方で、研究への情熱を優先し、寝る間も惜しんで没頭していました。

ですが、現在はまったく違います。家族への助言も180度変えました。「寝る間を惜しんで学びなさい」から、「寝る時間をしっかり確保する努力をしよう」「十分寝てから学ぼう」になり、子どもたちも「お父さん、真逆のことをいっているけど大丈夫?」と、最初困惑していましたが、科学的な根拠を提示して納得してもらいました。

自分自身も、仕事や研究の時間以上に、「平均睡眠時間8時間以上」キープすることを大切にしています。

もちろん、脳研究への情熱を失ったわけではありませんが、それでも睡眠時間を最優先しているのは、「寝る間も惜しんで研究をするより、

質の高い睡眠を8時間以上はとったほうが、日中の集中力が12時間ほとんど落ちないという結果になった」からです。

十分な睡眠をとると幸福感が高まって、朝起きてから寝るまで、高い集中力を維持できます。

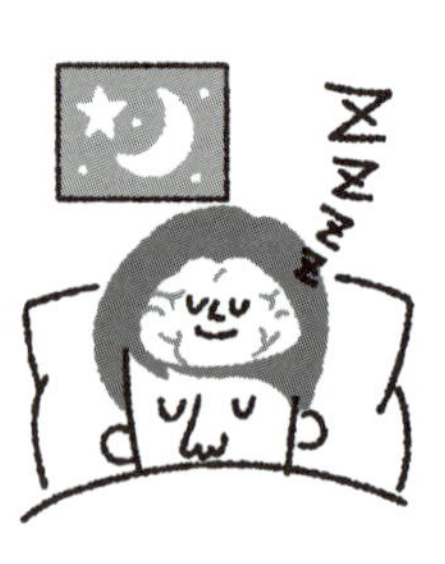

日中の集中力が午後の眠気に邪魔されなくなり、仕事の質、量ともに爆上がりして、かつ、ほとんどストレスを感じないのです。

途切れた集中力を再び上げるには、ストレスがかかります。

つまり、集中力が日中に下がる回数が多い人ほど、それを上げるストレスを受けているということになります。

ですから、日中に高い集中力を維持するためには、極端に集中力が下がる前に、こまめに休みを入れることが有効なのです。

「夢中になることと集中することは違う。**夢中になって休みなくやり続けると、結局、脳は疲弊する**」

ことが、実感としてもわかりました。

脳にとって、睡眠は何よりも重要です。

ひと晩徹夜すると、脳の機能はビール大瓶1本飲んだのと同程度に低下するといわれ、当然、集中力は低下します。

また、睡眠時間が少ないと、認知症、糖尿病、ガン、心筋梗塞（こうそく）、うつ症状などの発症リスクが上がることもデータで示されています。

脳には、「睡眠中にしかできないこと」があります。睡眠中の脳は、おもに、次のような重要な働きをしています。

大切なところです

睡眠中に、脳はどのような働きをしているの？

- 脳や心身を休ませる
- 記憶を整理させ、定着させる
- 脳の老廃物を排出する
- ホルモンバランスや免疫を整える
- 夢をみながら脳の働きの再編成をする

睡眠時間が短かったり、熟睡できなかったり、寝つきが悪ければ、「睡眠中にしかできないこと」がおろそかになって、翌日には、覚醒が上がらず、眠気が脳を支配し、脳に悪影響を及ぼします。

すなわち、**睡眠中の脳の役割を十分に遂行できるようにする「睡眠時の集中力」が必要**なのです。

「覚醒時の集中力」は、「睡眠時の集中力」によってもたらされます。正しい睡眠が取れていれば、脳のパフォーマンスの向上を実感できるはずです。

覚醒時と睡眠時の両方の集中力をアップさせることが重要！　両者は相互関係にあるのです。

ですから、「明日、失敗が許されないプレゼンがある」「明日、大事な試験がある」のなら、「夜遅くまで準備をする」よりも、

「早く寝て、脳の状態を整える」

ことのほうがよほど、「覚醒時の集中力」には大切です。

CONCENTRATION

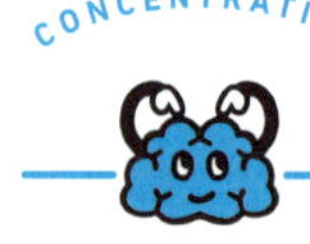

平均8時間以上寝るだけで、驚くほど集中力がアップする

集中力を高めるためには、正しく眠る

では、集中力を高めるためには、どのように睡眠をとればいいのでしょうか？

集中力を高めるための睡眠のポイントは、次の6つです。

①大人は平均8時間以上の睡眠が必要

日中の脳の働きを活性化するには、「**平均8時間以上（7時間30分〜**

9時間）」の睡眠時間を確保することが重要です。

「1日6時間睡眠の人」と、「7時間睡眠の人」を比べた場合、次の結果が明らかになっています。

- 6時間睡眠を2週間続けた人の認知能力は、連続2日間徹夜した人たちと同レベルまで低下する（ワシントン州立大学とペンシルベニア大学の研究チームの実験結果）。
- 6時間しか眠らなかった人のほうが、アルツハイマー型認知症の引き金となるといわれる「アミロイドβ」や「タウタンパク」が多く蓄積する。

②22時に寝て、7時に起きる

人間の脳と体には、「朝起きて、日中に活動し、夜は眠る」という機能が備わっています。この機能を**「概日リズム（サーカディアンリズム）」**と呼びます。

■年代別：推奨される睡眠時間

年齢	睡眠時間
4～12ヵ月	12～16時間（昼寝を含む）
1～2歳	11～14時間（昼寝を含む）
3～5歳	10～13時間（昼寝を含む）
6～12歳	9～12時間（定期的にとる）
13～17歳	8～10時間（定期的にとる）
18～64歳	7～9時間
65歳以上	7～8時間

※（　）内は許容範囲時間です

・若年成人、睡眠負債のある人、病気の人は夜9時間以上眠ることがよい
・夜7時間未満の睡眠は、パフォーマンスの低下、ミスの増加、痛みの増加に関連している
・推奨睡眠時間を定期的にとることは、注意力、行動、学習、記憶、感情調節などの向上と関連している

【参考文献】
・Paruthi S, et al. (2016). Consensus Statement of the American Academy of Sleep Medicine on the Recommended Amount of Sleep for Healthy Children: Methodology and Discussion. J Clin Sleep Med. 12(11):1549-1561. doi: 10.5664/jcsm.6288.
・Consensus Conference Panel, Watson, N. F., et al. (2015). Recommended amount of sleep for a healthy adult: A joint consensus statement of the American Academy of Sleep Medicine and Sleep Research Society. Journal of Clinical Sleep Medicine, 11(6), 591–592. doi: 10.5664/jcsm.4758.

もともと人間は、**「太陽の動きに連動して生活するほうが、脳のしくみを活用しやすい」**といわれています。概日リズムは、ホルモンの分泌、内臓の働き、自律神経など、人間が生命を保持するための大切な機能です。

■脳は、太陽の動きに連動して活発になる

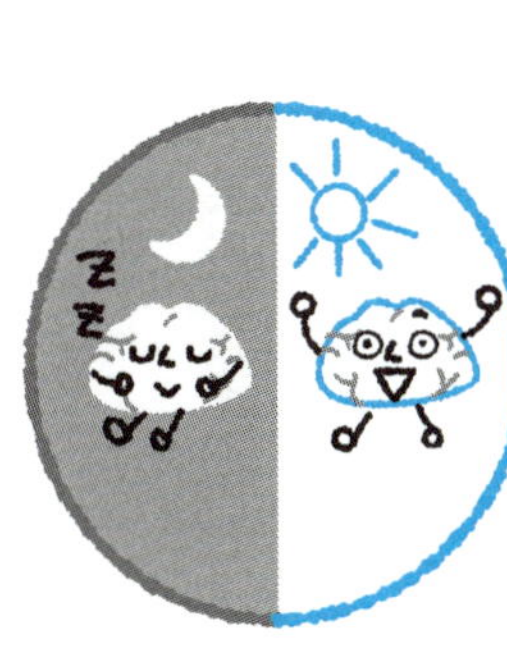

「平均8時間以上、睡眠時間が確保できるのなら、どの時間帯に寝てもいいよね」と思われる人もいますが、その考えは間違いです。

概日リズムを守って、**起床・就寝時間を変えないこと**。同じ時間に同じ脳のパフォーマンスを出せるようにするには、一定の習慣が必要です。具体的には、

「22時に寝て、7時に起きる」

（22時だと遅い場合、21時に寝て、6時に起きることを目標にする）

ようにすると、脳は本来持っている一番よい働きをしてくれます。

たとえば、昨日9時に起きた人が、今日6時に起きても、3時間経って9時にならないと集中力が上がらないように、脳が準備してしまうのです。

脳が集中する時間を一定にすることが必要なのです。

ついダラダラして寝る時間が遅くなる人は、起床時刻だけでなく、「就寝時刻にもアラームをセットする」と、夜ふかし防止になります。

③17、18時以降のカフェインはNG、アルコールは就寝3時間前まで

カフェインは、コーヒー、紅茶、日本茶、コーラ飲料、チョコレートなどに含まれています。カフェインには覚醒効果（目覚まし効果）があるため、日中は集中力を高めてくれます。ですが、就寝前にとりすぎると、睡眠の質を下げてしまいます。

「17、18時以降（少なくとも就寝2時間前以降）」はとらないようにしましょう。

私もコーヒーが大好きで、かつては四六時中飲んでいましたが、今は変わりました。コーヒーは、**「朝、覚醒のために飲む」**、あるいは**「朝と、日中に少量飲む」**ように心がけています。

そして夕方以降は、コーヒーの代わりにルイボスティーなど、ノンカフェインのお茶を愛飲しています。

また、アルコールは、代謝（体内に入ったアルコールが処理されること）の段階で脳が活性化することがあるため、深酒をすると睡眠リズムが崩れてしまいます。

就寝前の寝酒は、「睡眠サイクルが不安定になる」「利尿回数が増えて目が覚める」「二日酔いになる」「いびきがひどくなる」など、眠りの質を低下させる原因になります。

お酒を飲むなら**適量を、「就寝3時間前まで」**に飲み終えてください。脳の健康のために「週に数日はお酒を飲まない日をつくる」のも有効です。

④寝る前の3時間は、パソコン、スマホ、テレビを見ない

強い光を発する液晶からは、「ブルーライト」という青い光が発せられています。ブルーライトは脳を覚醒させる作用があるため、見続けていると、概日リズムを乱すおそれがあります。

就寝前にスマホなどのデジタル機器の画面を見ることは、脳に「覚醒しろ」「注意

しろ」「起きろ」と命じているのと同じです。**寝る3時間前からは手が届かない場所に置くか、電源を切っておく**ことをおすすめします。

⑤部屋を暗くして寝る

夜になると、脳内に眠くなる物質「メラトニン」が放出されます。メラトニンが十分に出たあと、脳内では「成長ホルモン」が分泌されます。成長ホルモンは、骨、筋肉、臓器、血液など、すべての細胞をつくる指令を出しています。

メラトニンは、光を浴びると減少します。寝室の照明が明るすぎるとメラトニンの分泌が抑えられてしまうため、**「暗くして就寝する」**ようにしましょう。20時にはダウンライトにして、就寝するシグナルを室内環境から脳に与えましょう。

私は、光を避けるためにアイマスクをして寝ています。アイマスクには、「外部の光が遮断(しゃだん)される」「目を閉じる行為を意識的に行う」「外部からの刺激や乾燥から目を保護する」といった役割があるため、深く眠ることができます。

さらに私は、聴覚過敏なところがあり、入眠しにくかったり、朝方、雑音で目を覚ましやすいので、ヘッドフォンを使用して入眠することもしばしばあります。

⑥寝支度(ねじたく)を整えて「よし、寝よう」と脳に言い聞かせる

たとえば、「テレビをつけたまま、いつの間にか寝てしまった」とき、脳は十分に休むことができません。

睡眠の質を上げるには、脳をオフに切り替えること。そのためには、寝落ちしないで寝支度を整えて、「今日1日ありがとう」「よし、寝よう」と、自分に言い聞かせることが大切です。

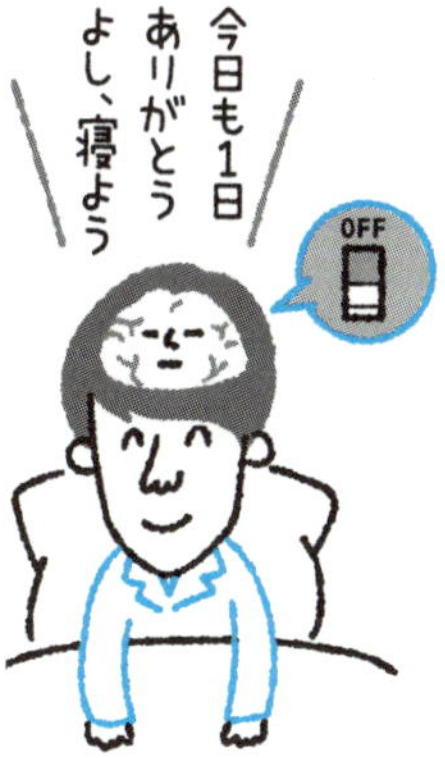

私自身、

「夜はカフェインをとらない」
「20時以降は仕事をしない」
「22時30分までに就寝し、8時間以上寝る」

ように睡眠習慣を改善したところ、翌日の集中力が劇的に上がったことを実感しています。

私は、これまでも「自分は集中力が高いほうだ」と思っていましたが、睡眠の取り方を変えた結果、「自分には、もっと高い集中力が備わっている」ことがわかりました。睡眠の長さと質を変えたことで、「夜2時間かかっていた仕事が、朝30分で終わるようになる」など、仕事の時間と質も変わったのです。

睡眠時間は足りているのに眠いとしたら、病気の可能性も

脳は、大量の酸素を使って働いています。ところが睡眠不足だと、十分な酸素が行き渡りません。酸素不足が続くと脳の血流が低下し、集中力の低下、注意力不足、判断力の欠如(けつじょ)を引き起こす可能性があります。

十分な睡眠を取っているのに眠気が絶えない場合、閉塞(へいそく)性睡眠時無呼吸症の可能性が高いと考えてください。

閉塞性睡眠時無呼吸症とは、寝ている間に、動脈血酸素飽和度が98%より低下した

り、無呼吸状態を長いときには90秒から120秒も繰り返す病気です（動脈血酸素飽和度は、動脈血中の総ヘモグロビンのうち、酸素と結合したヘモグロビンが占めている割合のこと）。

睡眠時の無呼吸を放置しておくと、脳や心臓に慢性的なダメージを与え、アルツハイマー型認知症になっていきやすくなるので、脳波つきの睡眠検査することをおすすめします。

CONCENTRATION

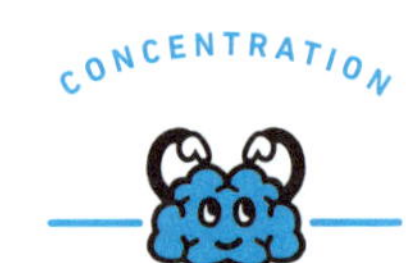

優先度や重要度の高い仕事は午前中にやるのがベスト

脳の働きに合わせた時間の使い方をする

集中力の高い人は、「つい、タバコを吸ってしまう」「つい、スマホを見てしまう」など、「つい、〇〇〇して時間をムダにする」ことがありません。その理由は、**「〇〇〇する時間をつくらない」**（スマホを見る時間をつくらない／スマホの電波の圏外で仕事をする）

時間の使い方が上手な人は、一般的に集中力が高い傾向にあります。多くのタスク

（やるべき仕事・作業）があったとしても、自分が定めた時間内に終わるよう、集中力を保つことができます。

「この時間帯にはこれをして、この時間帯にはこれをする」など、時間を自分でコントロールするのが上手です。

みなさんは、

「なんとなく1日が終わってしまった」

「今日、何をしていたんだろう……」

「やる予定だったことが、ぜんぜんできなかった」

といった、ムダな時間を過ごしていませんか。

時間は有限で、過ぎ去った時間は2度と取り戻すことができません。お金を積んでも時間を買うことはできません。それなのに大切な時間を浪費しているのは、「脳の働きに合わせた時間の使い方」をしていないからです。

「どのように時間を使うか」「どの時間に何をするか」によって、集中力は変わります。

人間には概日リズムがあるため、脳は、朝起きてから夜寝るまで「一定のレベルで覚醒している」わけではありません。**脳が活発に働いて集中しやすい時間帯（ピークタイム）**もあれば、**働きが鈍くなる時間帯（アイドルタイム）**もあります。

ピークタイム（脳の働きがよくなる時間帯）とアイドルタイム（脳の働きが鈍くなる時間帯）に合わせて時間割を決めていくと、仕事も勉強もはかどります。

一般的には、**朝、きちんと脳を覚醒させると、「昼前にピークタイム」を迎えることができます**。そして夕方まで維持できます（夕方以降はメラトニンが分泌されて脳は休息モードに入ります）。

私も、概日リズムを踏まえて、「朝」を起点にその日の時間割を考えています。「優先度や重要度の高い仕事は午前中」に行い、「20時以降はできるだけ仕事をしない」ように心がけています。

現在、ピークタイムが午後に来ている人は、午前中にピークタイムを移動させることで、もっと長く集中できる脳になれるはずです。

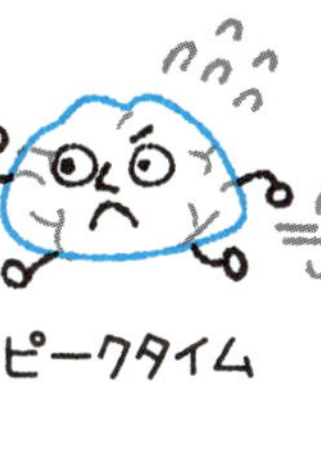
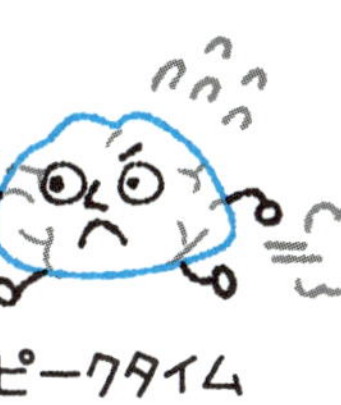

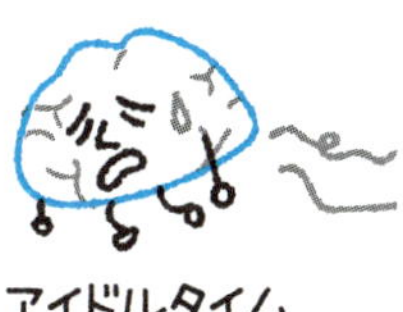

CONCENTRATION

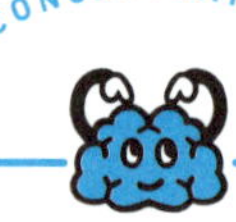

「5分歩く」だけで、集中力が回復する

運動をしないと、筋肉だけでなく脳も衰える

私が医学部合格に向けて勉強をしていたとき、「なかなか集中力が上がらない（勉強の成果も上がらない）」と感じた時期がありました。

原因は、「運動不足」でした。

当時の私は、「医学部合格に必要なのは、寸暇（すんか）を惜（お）しんで勉強すること」「自分には体力があるから運動は必要ない。運動する時間があるなら勉強したほうがいい」と信じていたのですが、じつは、それが間違いでした。

脳の集中力を高め、思考力や判断力、記憶力を働かせるには、「適度な運動」が毎日必要だったのです。

体と脳はつながっていて、体を動かせば、脳も活性化します。

反対に、運動をしないと筋肉が衰えるだけでなく、脳の機能も衰えます。

人間の脳は「運動をしなくても集中力が上がる」しくみにはなっていません。体の動きと脳の動きは連動しているため、

「動かない＝集中できない」

ことなのです。

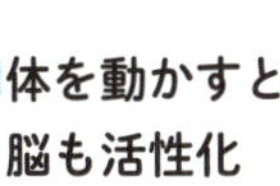

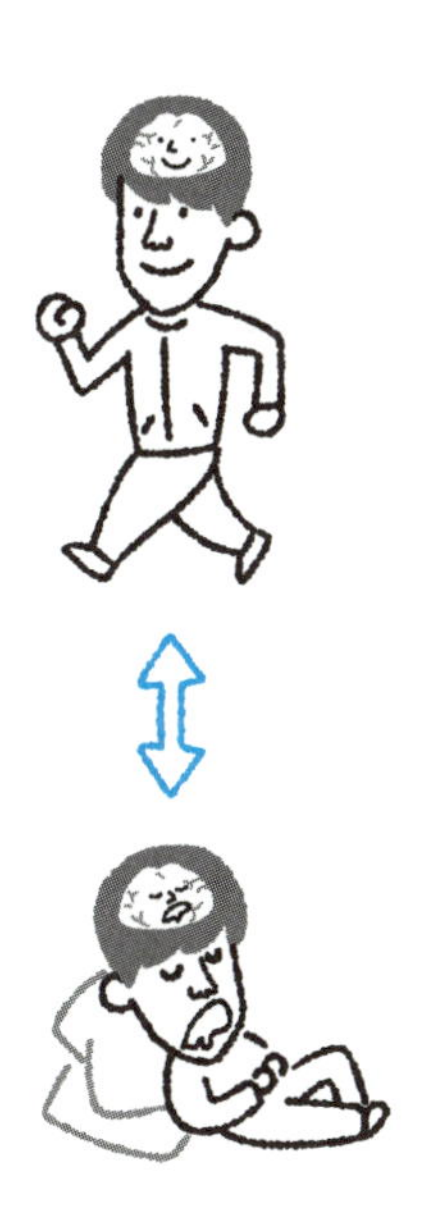

脳のＭＲＩ画像を見ると、よく運動している人の脳は８つの脳番地のネットワークが太く、運動不足の人の脳はネットワークが衰えて、細くなっていることがわかります。運動不足が続くと、運動系脳番地以外の働きも悪くなってしまうのです。

脳の生産性を向上させるには、８時間以上寝る努力を継続し、１日１時間運動することです。

歩くだけで、たくさんの脳番地が働き始める

脳の中で、行動や動作に関わっているのは、運動系脳番地です。

運動系脳番地はすべての脳番地と密接に連携しているため、**「歩き出すだけ」で、運動系以外の脳番地も働き始めます。**

大切なところです

運動系脳番地は、他の脳番地と密接につながる

- 歩き出すために**「足に力を入れる」**という指令を出したり、どの道を通るのかを判断したりするのは思考系脳番地
- **「段差がある」「信号が赤になった」**など、目から情報を収集するのは視覚系脳番地
- **「近くでクラクションが鳴っている」「車のエンジン音が聞こえる」**など、耳から情報を収集するのは聴覚系脳番地
- **「どこを歩いているか」「まわりに何があるか」**を理解するのは理解系脳番地
- **「花が咲いていてキレイだ」「混雑していて不快だ」「風が心地よい」**といった感情の動きは感情系脳番地

歩くことは、単なる動作ではなく、さまざまな刺激を脳に与えることです。そしてその刺激が脳を活性化させています。

手軽で効果抜群なのが、ウォーキング

「集中力が途切れてきたな」「頭が働かないな」と感じときに体を動かすと、集中力が回復します。

もっとも簡単で、それでいて効果が高いのは、

「ウォーキング（歩くこと）」

です。歩くことで運動系脳番地だけでなく、つながっている他の脳番地のネットワークを活性化できます。

また、右足を上げると左脳の前頭葉を、右足を上げると右脳の前頭葉を刺激するので、バランスよく脳を使うことができます。

- **集中力を上げるウォーキングのポイント**
- **目的を持って歩く**

「犬の散歩をする」「買い物に行く」「お気に入りのカフェに行く」など、歩く目的や動機を決めましょう。**動機が決まっているほうが脳に刺激を与える**ことができます。

また、「散歩の途中に青色のものを見つける」「個性的な看板広告を探す」といったテーマを設定すれば、注意深く周囲を観察するようになるため、視覚系脳番地がよく働くようになります。

散歩の時間は、私にとって「ひらめきタイム」でもあります。1日の予定、昨日やり残したこと、研究課題などを頭の中に入れて歩くと、新しい発想や問題解決のヒントに気づくことがあります。

●毎日1時間歩く

歩行量は、**1日約1時間（歩数なら約6000歩、距離なら4～5㎞）**が目安です。私の場合、「1日当たり4・5㎞以上」歩くように心がけています。

個人的には、3km以下の日が続くと「やる気が起きない」「集中できない」「発想力が落ちる」「眠りが浅い」など、脳の働きが鈍くなります。

ただし、歩き慣れていない人が、最初から長い距離を歩くと体に痛みが出るので、「毎日継続して歩ける距離」を自分で見つけることが大切です。持病のある人は主治医に相談して、適切な量（時間・歩数・距離）を見つけるといいでしょう。

「集中力がなくなってきたな」と感じたら、「5分程度、歩く」だけでも効果があります。

おすすめの歩行距離

生活スタイル	プラスαの目的	時間	歩数	距離
ほとんどデスクワーク（1日8時間）	知的生産性を高める	80分	6500歩	5km
デスクワーク多め（初心者におすすめ）	脳の健康状態を維持する	60分	5000歩	4km
デスクワーク4時間、立ち仕事4時間	ストレスを軽減する	40分	3500歩	3km

●歩く時間帯を意識する

歩く時間帯によって、脳番地の働き方を変えられます。

・朝……脳を覚醒させる

午前9時までに脳を覚醒させると、脳が正しいリズムで働くようになります（前述した概日リズム）。基本的には昼や夜より、「朝の散歩」がおすすめです。私も朝、散歩をしています。

・昼……気分転換をする

仕事をしているときは、おもに理解系脳番地を使っていますが、昼休みに散歩をして運動系脳番地を使うと、仕事で使っている脳番地を休めることができます。

・夕方（16〜18時）……リラックス

仕事終わりで脳が疲れているときは、人混みや店が乱立している場所を避けて歩いたほうが、脳に入る情報量を減らせるので、リラックスできます。

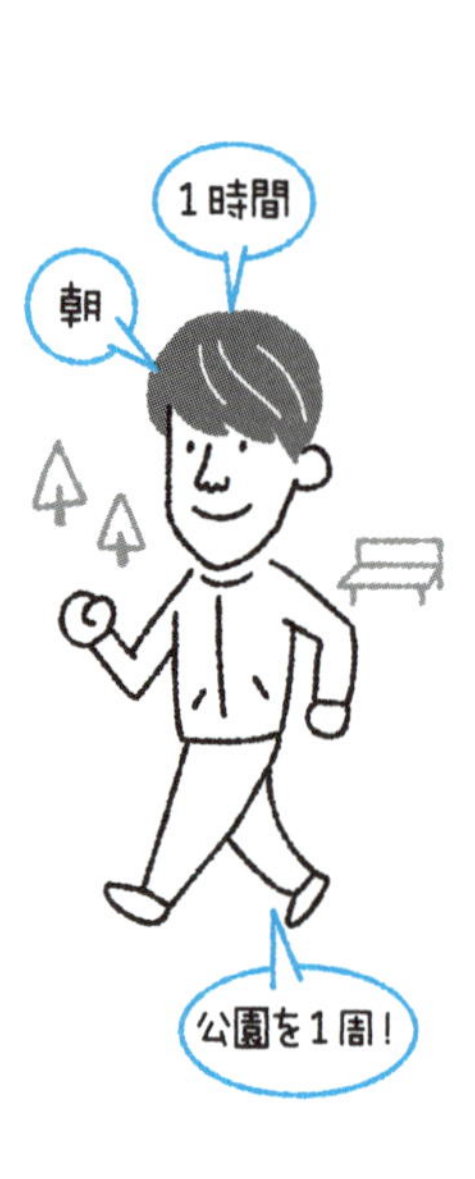

CONCENTRATION

正しく座ると、正しく集中できる

座り方が悪いと、集中力は上がらない

「長い時間デスクワークをしていると、どっと疲れて……」「座って作業をしていると、肩が凝って集中できない」といった悩みがあるのなら、その原因は、「座り方」にあるのかもしれません。

長時間のデスクワークをするなら「正しい座り方」を身につけましょう。**どんな椅子に、どのように座るか、どんな姿勢でデスクワークをするか**で集中力は変わります。

どうして座り方を正すと集中力が続くのでしょうか。それは、自分の姿勢が脳に影響を与えていて、

「体のゆがみが脳の働きを鈍くする」

からです。

姿勢が悪いと集中できない3つの理由

理由①

姿勢が悪いと、頭と連動している首、肩、背中に負荷がかかります。こうした負担をカバーするため、運動系脳番地や思考系脳番地が余計な反応をしてしまいます。

理由②

猫背や前かがみの姿勢になると、肺が圧迫されて呼吸が浅くなります。呼吸が浅くなると、脳に行き渡る酸素の量が少なくなります。

理由③

脳には、体のゆがみや凝りを見つけ出す機能が備わっています。ゆがみや凝りを見つけると、脳は体のバランスと取ろうと筋肉に指令を出します。座りっぱなしで体が硬くなれば、運動系脳番地が凝った部分の筋肉に「伸びろ」と指令を出すため、通常よりも多く酸素を使ってしまいます。

正しい姿勢で座ると、腰から背中、頭にかけて重心が安定するため、脳に負担をかけません。机の高さ、椅子の高さが合っていると、長時間座っていても疲れにくく、集中力が持続します。

大切なところです

集中力が上がる正しい座り方

①左右の坐骨(ざこつ)が椅子に密着するように椅子に腰掛けて、**背筋を伸ばす**
②**あごを引く**。あごが前に出た状態が続くと猫背の原因になる
③手が机に届く状態で**ひじ、腰、ひざの角度が「90度」になるように**椅子の高さを調整する。**足裏はかかとまで床につける**
④ひざ裏と椅子の間は**手の指が入る程度の隙間(すきま)**をあける

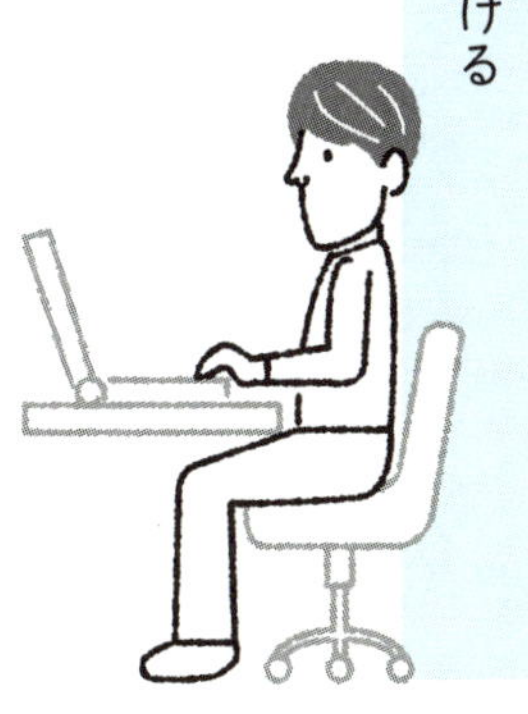

「立ってミーティングすると集中力が上がる」は本当？

「座ってするミーティング」と「立ってするミーティング」では、集中力はどちらが上がると思いますか。

正解は、「**立ってするミーティング**（**スタンディングミーティング／スタンドアップミーティング**）」です。

「立ってミーティングをすると、疲れる」と思われるかもしれませんが、座ってミーティングをするより会議に集中できます（ただし短時間の場合）。

立って会議をすると集中できる3つの理由

理由①

立っている状態は、座っている状態よりも足裏やふくらはぎが刺激されて、下半身の血流がよくなり、座り続けることによる体への負担も軽くできます。

理由②

立つことで、頭頂部付近にある運動系脳番地や理解系脳番地が持続的に働き、アイデアが生まれやすくなります。

「座る」という動作は、下半身を動かす運動系脳番地を使うことが少ないため、脳の刺激が、「立つ」よりも記憶系や思考系に限定的になりやすいポジショニングです。ですから、会議の内容によって、**立つ、座るを選択することで、テーマに合った集中力が生み出せます。**

理由③

足裏を刺激すると、運動系脳番地に接している感覚系脳番地に働き、体幹の感覚をより覚醒させることができます。

このように、スタンディングミーティングは、座位とは違った脳の活性化が期待できます。立ち会議は、長い時間を要するミーティングには不向きですが、「少人数の短時間で終わるブレインストーミングやアイデアを生むためのミーティング」には適しています。
ただし、参加者の中に年配の人や体調が悪い人など、「立っていることを負担に感じる人」がいる場合は、椅子を用意しておきましょう。

CONCENTRATION

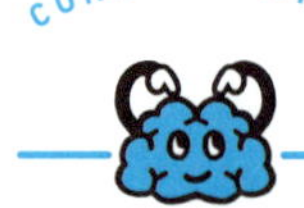

頭がボーッとしてきたら、深呼吸と歩行で脳をリセット

脳にとって、マスクの着用は好ましくなかった?

次のような理由で、私は「コロナ禍は、脳に悪影響を与えた」と考えています。

●コロナ禍が脳に与えた影響とは

● 外出が制限されたことで「体を動かす機会」が減り、おもに運動系脳番地と視覚系脳番地の働きが抑えられた。

● 対面での会話よりも情報が少ないオンラインでの会話が増えたことで、感情系脳番地の働きが抑えられ、表情や動きなどから相手の気持ちを察する力が弱くなった。

● 長期間マスクを着用したことで、脳が省エネ化を**覚えた。**

「行動制限」「リモートワーク（オンライン会議）」「マスク」の3つの中で、特に集中力の低下をもたらしたのが「マスク」です。

どうしてマスクは脳に負担をかけるの？

● マスクをする ←

- 体に取り込まれる酸素の量が減る
- 酸素の量が減ったことで、脳は最小限の働きしかしなくなる

⬅

酸素不足は脳の機能低下を引き起こし、思考力や集中力の低下につながる

マスクを着用し続けたことで酸素が不足し、脳の機能が低下したのです。

深呼吸を繰り返すと、疲れた脳がリセットされる

脳は、多くの酸素を使いながら活動しています。マスクをしているとき、緊張や不安、怒り、ストレスを感じたときは、呼吸が浅くなって、脳に十分な酸素が行き届かなくなります。すると脳が酸素不足になって、集中力が落ちてしまいます。

そんな酸欠状態の脳をリフレッシュさせる簡単な方法が「深呼吸」です。

深呼吸のポイントは、**「深く吸って、長く吐く」**です。

大切なところです

疲れた脳をシャキッとさせる深呼吸のやり方

①体の力を抜き、ゆったりと椅子に座る
②目をつぶる
③鼻から息を吸いながら、頭の中で「**3秒**」数える
④口から息を吐きながら、頭の中で「**5秒**」数える
⑤3～5分、朝・昼・夜と1日3回以上行う

呼吸数を減らして、「深くゆっくりした呼吸」を繰り返すことで、脳のコンディションを整えることができます。

外に出る必要はなく、デスクに座りながらできるので、「気分転換したいけれど、散歩に出る時間はない」ときは、深呼吸をして脳をリセットしてください。

歩ける環境にある人は、歩きながらゆっくり深呼吸すると効果は倍増で、簡単に

ボーとした状態から抜け出せます。

CONCENTRATION

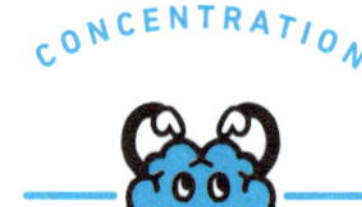

集中力は、食べものからできている

集中力が低下するのは、栄養素が足りていないから

集中力には、睡眠や運動のほかに「食事」も大事な要素です。

私たちの脳や体の細胞は、食べものからできており、集中力と食べものには深い関係があります。

集中力を維持するために必要な栄養素と食べものを紹介します。

集中力を維持する身近な食べもの

- **プラズマローゲン……「ホタテ、サケ、タコ」など**

認知症予防に効果があるといわれる栄養素です。「うっかり忘れ」が多い人は、プラズマローゲンの量が減っている可能性があります。

- **オメガ3脂肪酸……「アマニ油、エゴマ油、イワシ、カツオ、マグロ、サケ」など**

脳の機能を高め、加齢とともに低下する記憶力の低下を穏やかにします。認知症の原因にもなるアミロイドβなどの老化物質を溶かす働きもあります。

イワシ、アジ、サンマなど、青魚に含まれるDHA（ドコサヘキサエン酸）、EPA（エイコサペンタエン酸）も、オメガ3脂肪酸の仲間です。

- **ポリフェノール……「ベリー類、大豆、リンゴ、ブドウ、タマネギ、セロリ、ナス、クルミ、ピーナッツ」など**

概日リズムによい影響を与え、睡眠効果を上げると考えられています。

● **鉄分……「牛・豚の赤身肉、レバー、マグロ、カツオの赤身、アサリ、シジミ、カキ、ホウレン草、小松菜、枝豆、ソラ豆」など**

鉄分が不足すると、「貧血になって体の活動量が低下する」「認知機能が低下する」「呼吸が浅くなる」「睡眠の質が低下する」「セロトニンとドーパミンをつくれなくなる」などの弊害があらわれやすくなります。セロトニンとは、心の安定や幸福感に関係する神経伝達物質です。

● **トリプトファン……「マグロ、カツオの赤身、サケ、豚肉、牛肉、鶏肉、大豆、牛乳、チーズ、玄米、そば、バナナ」など**

トリプトファンは、心の安定と深い関わりのある栄養素です。セロトニンをつくる材料になります。

●**ブドウ糖……「ロールパン、米粉パン、ジャガイモ、サツマイモ、ブドウ、レーズン、ドライプルーン、ハチミツ、ライチ」など**

ブドウ糖は脳のエネルギー源です。食べものから摂取された糖質は、消化吸収を通してブドウ糖に分解され、エネルギー源として利用されます。

ちなみに、糖質とブドウ糖の違いを説明すると、糖質とは、でんぷんやオリゴ糖などの多糖類、砂糖などの二糖類、ブドウ糖などの単糖類を「総称したもの」です。糖質は体内で分解されると単糖類になり、脳の唯一のエネルギー源として使われます。

ブドウ糖が不足すると、脳の働きが低下して集中力が落ちますし、やる気が起こらなくなります。反対にブドウ糖を過剰摂取すると、脳の正常な機能が損なわれる可能性があります。

ダイエット中に糖質制限をする人もいますが、主食（白米、パンなど）までカット

するような過度な糖質制限は、健康を害する原因になります。ダイエットにおける糖質の考え方は、

「糖質を制限するよりも、とった糖質を消費する」

ことです。日中の脳の活動量を増やすことで糖質を消費できるので、仕事、運動、読書、部屋の片づけなど、1日の活動量を増やすようにしましょう。

「疲れたときに甘いものがほしくなる」のは、血液中のブドウ糖が不足し、脳に十分な栄養が行き渡っていないからです。疲労を回復するには、血糖値を元に戻す必要があるため、甘いものがほしくなります。

ですが、一気に血糖値が上がるとかえって集中力は落ちてしまいます。ですので、甘いものを食べながら作業をするのではなく、**甘いものを食べたあとは休息する（休憩時間に甘いものを口にする）**とよいでしょう。

●ビタミンB群……「豚肉、ニンニク、タマゴ、アサリ、納豆、タラコ」など
神経や脳の機能をサポートし、集中力を向上させます。

CONCENTRATION

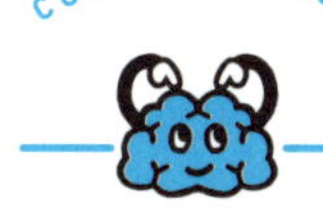

噛（か）む回数が増えるほど、集中しやすくなる

食事のしかたを変えると脳の働きがよくなる

食べる行為はさまざまな脳番地を刺激するため、食事のしかたを変えると、脳を活性化できます。

集中力を高める食事のポイントは、次の5つです。

集中力を高める食事のポイント

よく噛む

「噛む」行為には、

・運動系脳番地、視覚系脳番地、感情系脳番地を働かせる効果

・脳を覚醒させる効果

があります。**雑穀米・玄米など、咀嚼回数が増える食事がおすすめ**です。

噛むときは、左右どちらの歯も均等に使って噛みましょう。どちらかの歯でばかり噛んでいると、頬の中の筋肉に偏りが生まれ、脳の働きにも偏りが出ます。

スポーツ選手が競技中にガムを噛むのは、思考や判断に関わる前頭葉が刺激され、脳が活性化されるからです。思考力が高まれば、状況判断や身体機能の精度が上がるので、集中する準備が整うと考えられています。

●におい、香りを楽しむ

におい、香りは感情系脳番地ともつながっているので食欲をそそり、気持ちも高まります。

●両手を使う

片手だけ動かすより、**両手を使ったほうが**運動系脳番地を刺激できます。テーブルの上に置かれた料理をそのまま箸で取るのではなく、片手でお椀(わん)や小鉢を持って、利(き)き手でお箸を使いましょう。

●朝食を抜かない

「朝食を食べない派」の人は、食べる人に比べ、

「脳番地の働きが悪い」

「栄養素が行き届いていない」

「概日リズムが整っていない」

などの理由で、脳が十分に目覚めていない可能性があります。

脳が十分に目覚めていない状態で1日を過ごすと、頭がボーッとしたり、集中力が持続しなかったりします。

日中に眠気を覚えたり、ダルさを感じたりするのは、脳の働きが活性化していないからです。朝からしっかり脳を活性化させるために、朝食をとるようにしましょう。

●3食決まった時間に食事をする

「毎日同じ時間に食事をする」と、概日リズムを整えることができます。

夕食は、睡眠中に脳と腸を休ませるために「就寝の3時間前までに済ませる」ようにしましょう。

COLUMN

先生、教えて！

「本当の集中力」の話④

Q. 私は勉強するとき、「聴いて覚える」ほうが集中できるのですが、友だちは「目で見て覚える」ほうが集中できるようです。どうしてですか？

A. 「視覚系脳番地」と「聴覚系脳番地」の強さは人それぞれだからです。

情報を記憶するには、

- 視覚系脳番地（目で見た映像や画像、読んだ文章を集める）
- 聴覚系脳番地（耳で聞いた言葉や音を集める）

の2つの働きが重要です。

- **視覚系脳番地が強い人**……文字による情報のほうが集中できる。耳から情報を聞いているだけでは記憶に残りにくいので、聞きながらメモをとって可視化するとよい。
- **聴覚系脳番地が強い人**……言葉の情報のほうが集中できる。話し言葉がすんなり耳に入ってきて理解もしやすい。

「自分はどちらが優位か」を理解しておくと、未知の分野に取り組むときにも集中力を発揮しやすくなります。

ただし、視覚系と聴覚系、どちらが優位であっても **「聴覚を働かせる習慣」を持つようにしましょう。** 聴覚系は、脳全体を活性化させる上でとても重要です。

とくに「記憶」をしたいとき。聴覚系脳番地は記憶の一時保管庫である海馬にアクセスしやすいため、聴覚を使うと覚えやすくなります。

Q. **深呼吸以外に、椅子に座りながら気持ちを落ち着かせる方法はありますか？**

A. **心の中でひとり言のように、ゆっくり1から10まで数えてみてください。**

注意力が散漫になってきたら、この「**メンタルカウント**」も有効です。

メンタルカウントは、

「目を閉じて、心の中で（声を出さず）1から10までゆっくり数える」

という方法です。数字に意識が向くため、ほかのことに気が散らず、気持ちを落ち着かせる効果があります。必ずしも目を閉じる必要はなく、自分の鼻の頭を見ながらのカウントでも集中できます。

Q. 「夏は冬よりも集中しにくい」とか、「春は秋より集中できる」など、季節が変わると集中力も変わるものですか？

A. 集中力には季節性があります。

集中力を必要とする課題に対処するとき、**「脳は夏にもっとも活発に活動したが、**

冬は活動量が大幅に減った」

「夏季と比べて冬季の認知機能は低くなる」

といった研究結果が報告されています。

実際に、気分の季節的リズムが明らかな「季節性感情障害」というこころの病があります。また、統合失調症においても、認知課題の季節的リズムを認めたり、アルツハイマー型認知症では、体温のリズムなどに顕著な変化が見られることがわかっています。これらの季節性変化は、思考系脳番地である前頭前野との関連性が、遺伝子レベルでも指摘されています。

私の場合、季節の変わり目は、むしろ集中しやすく、真冬は脳のパフォーマンスが落ちる傾向にあります。

気温、湿度、日照時間（セロトニンの分泌が減ると、集中力が低下しやすい。

セロトニンは、日中に日光浴をすることで生成される）、**寒暖差などが影響**しているのだと考えています（どの季節に集中力が上がりやすいかは個人差があります）。

（引用　Lim AS, Klein HU, Yu L, Chibnik LB, Ali S, Xu J, Bennett DA, De Jager PL. Diurnal and seasonal molecular rhythms in human neocortex and their relation to Alzheimer's disease. Nat Commun. 2017 Apr 3;8:14931. doi: 10.1038/ncomms14931.）

Q. 誰でも集中すれば、「火事場の馬鹿力」を出せるのですか？

A. いいえ、出せません。「火事場の馬鹿力」を出すには、普段からのトレーニングが必要です。

「火事場の馬鹿力」とは、「火事のときは、今まで出したことがない大きな力を出して重いものを持ち出せる」から転じて、「切迫した状況や非日常的な出来事に直面したとき、普段は出せないような力が出ること」を意味する慣用句です。

私たちは、筋力や運動能力を「常時100％発揮している」わけではありません。100％のパワーを出し続けた場合、大量の酸素とエネルギーを消費してしまい、脳も体もすぐに壊れてしまいます。そこで**脳は、普段は「100％の力を出さない」ように、制限を設けています。**

自動車の運転をしている人であれば、「スピードメーターに制限速度以上の目盛りが表示されている」ことをご存知のはずです。

高速道路の制限速度が時速100キロだとします。このとき、最高速度が100キロのクルマに乗っていたら、常に全開走行をしなければならず、エンジンに大きな負担がかかります。

ですが、最高速度180キロのクルマをつくっておけば、100キロで走り続けたときのエンジンの負荷を大幅に軽減できます。

人間の脳も自動車と同じで、**オーバースペックにできているからこそ、負担をかけずに日常生活を送れる**わけです。

火事場の馬鹿力とは、脳の制限を解除して「100%の力を発揮した状態」です。いざというときにこの状態になるには、「トレーニングが必要」です。

たとえば、「重い荷物も持つことにエネルギーを集中する」ためには、運動系脳番地、思考系脳番地、視覚系脳番地のスムーズな連携が不可欠なので、これらの脳番地を日頃から鍛えておく必要があります。そもそも、筋力がなければ、重いものは持ち上げられません。

元メジャーリーガーのイチローさんが「練習するときは、必ずその日の限界を迎えるようにしていた」のも、**「自分の力を限界まで発揮するには、前提として、自分の限界がどこにあるのかを知っておく必要がある」**からでしょう。

「練習するときに必ずその日の限界を迎えるようにしている。これ以上やるとオーバーワークでけがをする、とか寒くなると風邪ひきそうだな、と感じる（自分の）センサーがその感覚を送ってくることを毎日繰り返す。そうしないとうまくなれないし、（けがなどに）強くなれない」（引用…『スポーツ報知：2023年11月22日』）

ちなみに私の高校時代のアダ名は、**「全力疾走の加藤くん」**でした。

なぜなら、何をやるにも全力だったからです。当時の私は、脳の専門家ではありませんでしたが、それでも「できるのに手を抜いていると集中力は出せない。自分のMAXの力がわかっていないと、『ここぞ』というときに自分の実力を引き出せない」

と思っていました。

高校時代の私の考えは正解でした。**限界まで集中力を高めたいなら、日頃から手を抜かず、全力で取り組むことが必要**です。

おわりに

集中力は、「特別な能力」ではありません。脳のしくみを正しく理解して、正しく働かせれば、誰もが発揮できる能力です。

稲作農家の人が、おいしいお米を毎年収穫できるのは、「稲の一生」「土」「肥料」「水」「天候条件」をよく理解しているからです。

私は、脳の成長も、稲の収穫と同じロジックだと考えています。

脳のしくみを知り、集中力のしくみを知り、そして適切にケアをすることで、脳は健やかに成長します。

脳の神経細胞は、1歳前後から減少することがわかっています。ですが、神経細胞が減ったからといって、脳の成長が止まるわけではありません。

いくつになっても私たちの脳には、未熟で成長を待っている「潜在能力細胞」が使いきれないほどあります。

さらに脳の働きには、神経細胞の数だけではなく、神経細胞同士をつなぐネットワーク（神経回路）の発達具合が大きく関わっています。このネットワークは、年齢を問わず、脳を使えば使うほど発達します。

脳の成長は、使い方次第です。

「8つの脳番地をまんべんなく使う」
「いつもと違う行動をする」
など、脳に「新しい刺激」を与え続けることで、脳は一生涯、成長します。

私は、海と魚釣りが大好きで、子どものころ、祖父と釣り船に乗って海に出るのが楽しみでした。あるとき、釣果（釣りの成果）のない船上で、こんな疑問を持ったことがあります。

「釣りも海も好きなのに、どうして海に出ると眠くなるのだろう？」

当時の私には、その理由がわかりませんでした。ですが今なら、眠くなった（つまり、集中力が損なわれた）理由がわかります。眠くなるときは決まって、

「変化がなかった」

「刺激がなかった」

からです。

アタリ（魚がエサを突いたり、のみ込んだりするときの竿先の動き）がない。

海は凪いでいて波もない。景色も変わらない。

船の上では何も起きない。何も起きないから刺激がない。脳の刺激がないから働き

が鈍くなって、集中力が低下した（眠くなった）のです。

脳の活性化に必要なのは、「刺激」です。

「一定の年齢を超えたら、脳が衰えるのはしかたがない」「年をとると集中力が下がるのは、避けられない」と思っている人がたくさんいます。

しかし実際は、脳に刺激を与え続けることで、いくつになっても脳を成長させることができます。そして、脳が成長するかぎり、「**集中力が衰えることはない**」のです。

いくつになっても集中力を使いこなして、右肩上がりに脳の成長を続けましょう。

本書がみなさんの人生の滋養となれば、これほど嬉しいことはありません。

加藤プラチナクリニック院長　脳内科医・医学博士　加藤俊徳

参考書籍

『アタマがみるみるシャープになる！ 脳の強化書』あさ出版
『アタマがどんどん元気になる!! もっと脳の強化書2』あさ出版
『何歳からでも！ 脳を育てるトレーニング』ＮＨＫ出版
『1万人を診た脳内科医がすすめる　すごい行動力』朝日新聞出版
『一生頭がよくなり続ける すごい脳の使い方』サンマーク出版
『名医が実践する 脳が変わる超・瞑想』サンマーク出版
『脳が若返る最高の睡眠　～寝不足は認知症の最大リスク～』小学館
『ぐうたらな自分を変える教科書 やる気が出る脳』すばる舎
『人生がラクになる　脳の練習』日経ＢＰ

加藤俊徳（かとう・としのり）

脳内科医、医学博士。加藤プラチナクリニック院長。株式会社「脳の学校」代表。

昭和大学客員教授。脳科学・ＭＲＩ脳画像診断の専門家。


14歳のときに「脳を鍛える方法」を求めて医学部への進学を決意。子ども時代から集中力のなさに悩み、約40年間、試行錯誤しながら自身の集中力を高めてきた結果、「脳を鍛えれば、年齢に関係なく、集中力はアップする」という確信を得る。

おすすめの集中力アップ法は、音読。


脳番地トレーニング、「脳活性助詞強調おんどく法」を提唱・開発・普及。

1991年に、現在、世界700カ所以上の施設で使われる脳活動計測ｆＮＩＲＳ（エフニルス）法を発見。1995年から2001年まで米ミネソタ大学放射線科でアルツハイマー病やＭＲＩ脳画像の研究に従事。

ＡＤＨＤ、コミュニケーション障害など発達障害と関係する「海馬回旋遅滞症」を発見。現在、加藤式ＭＲＩ脳画像診断法（脳相及び脳個性診断）を用いて、小児から超高齢者まで１万人以上を診断・治療。脳の成長段階、強み弱みを診断し、学習指導、適職相談など、薬だけに頼らない治療を行う。

著書に、『一流脳　やり抜く人の時間術』（幻冬舎）、『１万人の脳を見た名医が教える すごい左利き』（ダイヤモンド社）、『一生頭がよくなり続ける もっとすごい脳の使い方』（サンマーク出版）など多数。

※「脳番地」（商標登録第5056139／第5264859）、脳個性（登録5170585）は「脳の学校」の登録商標です。

結局、集中力が9割
脳のプロが教える 誰でも集中力が最大化する方法

発行日 2024年 9 月13日 第1刷
発行日 2024年 9 月26日 第2刷

著者 加藤俊徳
本書プロジェクトチーム
編集統括 柿内尚文
編集担当 山田吉之
編集協力 藤吉豊（文道）
デザイン 萩原弦一郎（256）
カバーイラスト パントビスコ
本文イラスト パントビスコ、むらまつしおり、BIKKE
DTP 後藤浩文（アクト）
校正 土井明弘

営業統括 丸山敏生
営業推進 増尾友裕、綱脇愛、桐山敦子、相澤いづみ、寺内未来子
販売促進 池田孝一郎、石井耕平、熊切絵理、菊山清佳、山口瑞穂、
吉村寿美子、矢橋寛子、遠藤真知子、森田真紀、氏家和佳子
プロモーション 山田美恵
講演・マネジメント事業 斎藤和佳、志水公美

編集 小林英史、栗田亘、村上芳子、大住兼正、菊地貴広、大西志帆、福田麻衣
メディア開発 池田剛、中山景、中村悟志、長野太介、入江翔子、志摩晃司
管理部 早坂裕子、生越こずえ、本間美咲
発行人 坂下毅

発行所 株式会社アスコム

〒105-0003
東京都港区西新橋2-23-1 3東洋海事ビル
編集局 TEL：03-5425-6627
営業局 TEL：03-5425-6626 FAX：03-5425-6770

印刷・製本 中央精版印刷株式会社

Printed in Japan ISBN 978-4-7762-1325-3